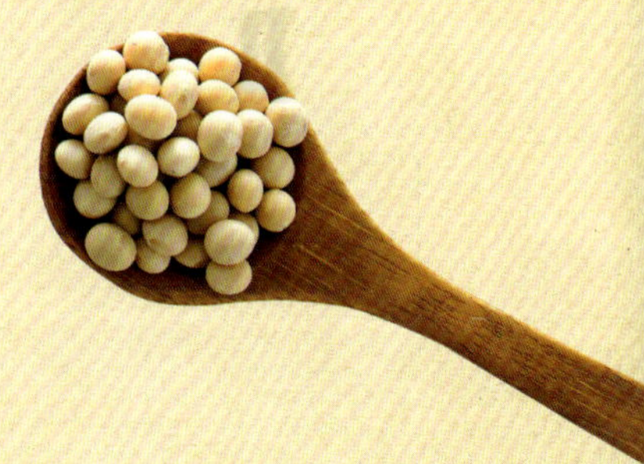

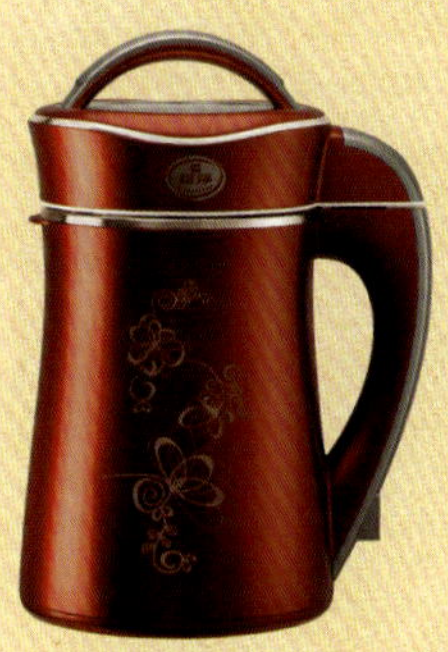

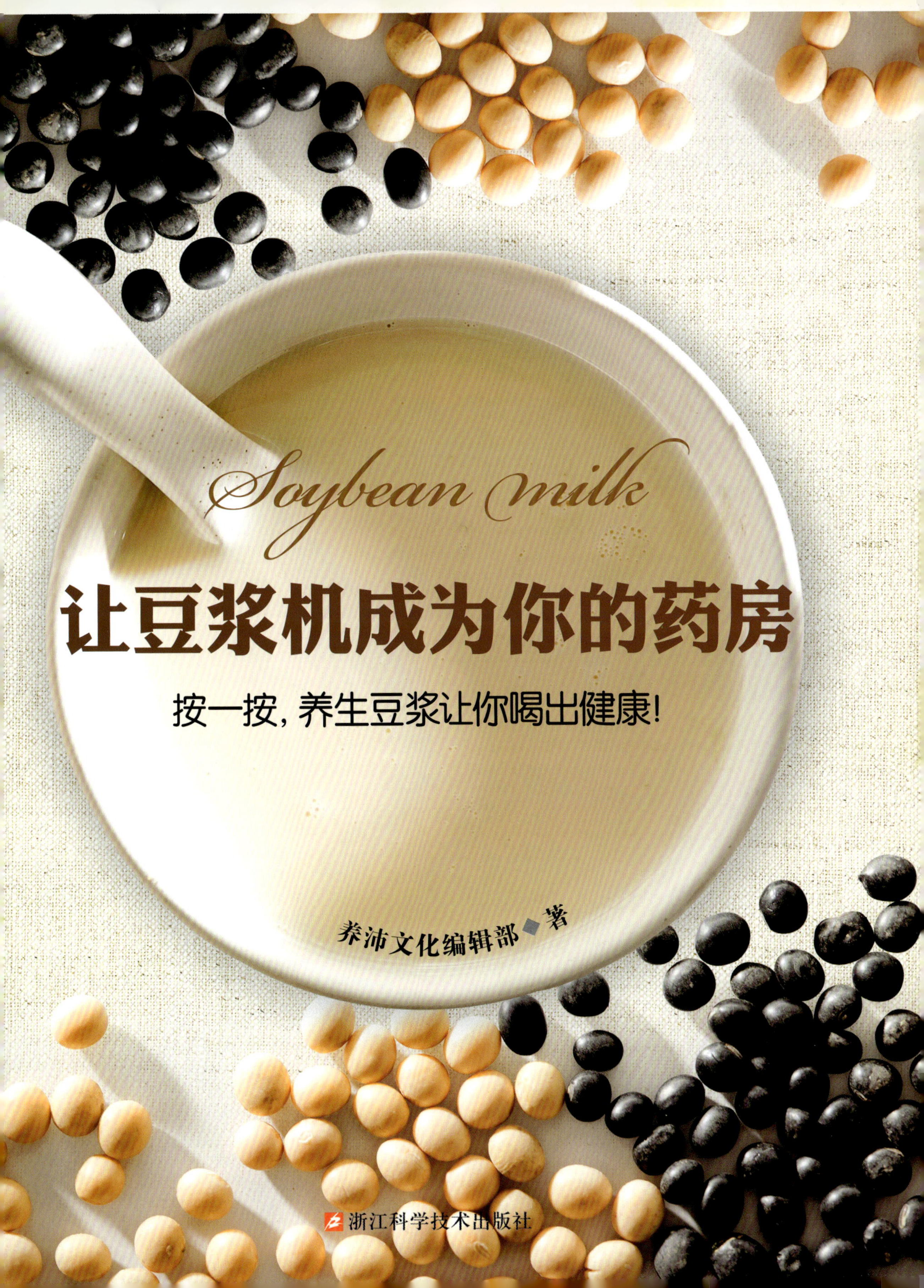
Soybean milk
让豆浆机成为你的药房
按一按，养生豆浆让你喝出健康！
养沛文化编辑部 著
浙江科学技术出版社

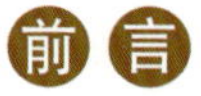

喝杯健康的豆浆

清晨3点左右，家附近的“永和豆浆”店里，便会传出一阵阵浓浓的豆浆香，在清冷的冬天，那种香味总会让人不自觉地被吸引过去，在店里找张桌子，悠闲地坐着，喝上一碗暖香的豆浆。

印象中，豆浆是属于中国文化的一部分，当西方人在喝牛奶时，中国人喝的就是这种又浓又香的豆浆，有甜的、咸的，但这种“习惯”和“文化”，却差点因为大家渐渐习惯了西方的饮食而被取代了。

事实上，对人体来说，尤其是东方人，豆浆的好处可一点也不比牛奶差，甚至比牛奶更好。

豆浆性质平和，具有补虚润燥、清肺化痰的功效，它不但含有抗氧化剂、矿物质和维生素，还有一种牛奶中所没有的“大豆异黄酮”，可调节女性内分泌系统的功能。现代医学研究认为，中老年女性喝豆浆对保持身体健康、延缓衰老有明显好处，妇女每天喝豆浆300~500毫升，对调整内分泌有很好的帮助。

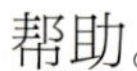

此外，喝豆浆还有以下八大好处：

一、强身健体

每百克豆浆约含蛋白质4.5克、脂肪1.8克、碳水化合物1.5克、磷4.5克、铁2.5克、钙2.5克及维生素适量，对增强体质大有好处。

二、预防糖尿病

豆浆含有大量纤维素，能有效阻止碳水化合物的过量吸收，减少碳水化合物，因而能防止糖尿病，是糖尿病患者日常必不可少的好食品。

三、预防高血压

豆浆中的豆固醇和钾、镁，是有力的抗钠盐物质。钠是高血压发生的主要原因之一，如果你能适当控制钠的摄入量，便能达到预防高血压的目的。

四、预防冠状动脉粥样硬化性心脏病（冠心病）

豆浆的豆固醇和钾、镁、钙，能降低胆固醇，促进血液循环，防止血管痉挛。如果能持续每天喝一碗豆浆，冠心病的复发率可降低50%。

五、预防脑卒中（中风）

豆浆中的镁、钙元素，能有效防止脑梗死、脑出血的发生。豆浆中的卵磷脂，能提高脑功能，预防阿尔茨海默病的发生。

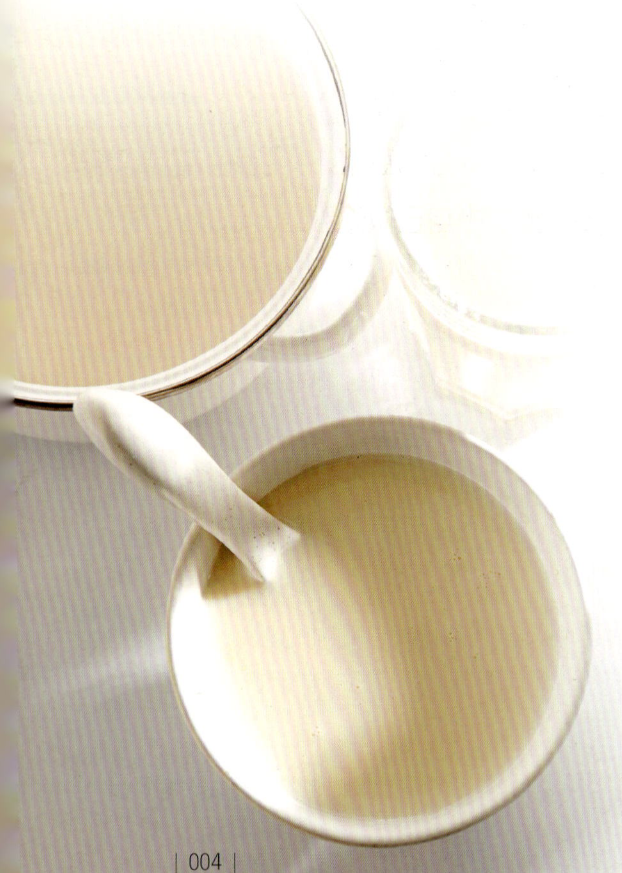

六、预防癌症

豆浆中的蛋白质和硒、钼等都有很强的防癌能力，对胃癌、肠癌、乳腺癌的预防可能有效。

七、预防支气管炎

豆浆所含的某种物质有防止支气管平滑肌痉挛的作用，从而减轻支气管炎的发作。

八、预防衰老

豆浆中所含的硒、维生素E、维生素C，有很强的抗氧化功能，对脑细胞作用很大。

但即便豆浆有诸多好处，也有必须注意的地方。由于豆浆中含有胰蛋白酶抑制剂、皂苷和外源性凝集素，想要避免这些物质对人体产生不良的影响，就千万要记得煮熟豆浆。还有，别将豆浆和药物一起合并服用。

还有一点要特别注意，专家指出，患有急慢性胃炎的人，最好别喝豆浆，以免使胃酸分泌过多，加重病情。这是因为豆类中含有一定量的低聚糖，会引起腹胀，喝了豆浆反而会不舒服。

本书除了和大家分享豆浆的好处、了解豆浆的营养价值之外，更会教大家自己在家做卫生、质纯的豆浆。如果你想喝豆浆，又怕喝多了会腻，也担心每天买豆浆很浪费钱，不妨照着书自己做做看吧，你会发现，自制好喝又浓纯的豆浆一点也不难。

在家做豆浆，轻松又健康

黄豆的益处…………015

黑豆的益处…………024

解读豆浆中的营养素…………026

哪些人不宜喝豆浆…………034

怎样喝豆浆最养生…………036

制作豆浆的方法…………040

制作豆浆的注意事项…………042

制作豆浆…………045

轻松做简单的豆浆

益寿 营养黑豆浆…………052

利尿消肿 美颜红豆浆…………056

解毒 退火绿豆浆…………059

强肺 解郁开心果豆浆…………062

营养均衡 健康牛奶豆浆…………064

强健骨骼 健体青豆浆…………066

通便 润肠豌豆浆…………068

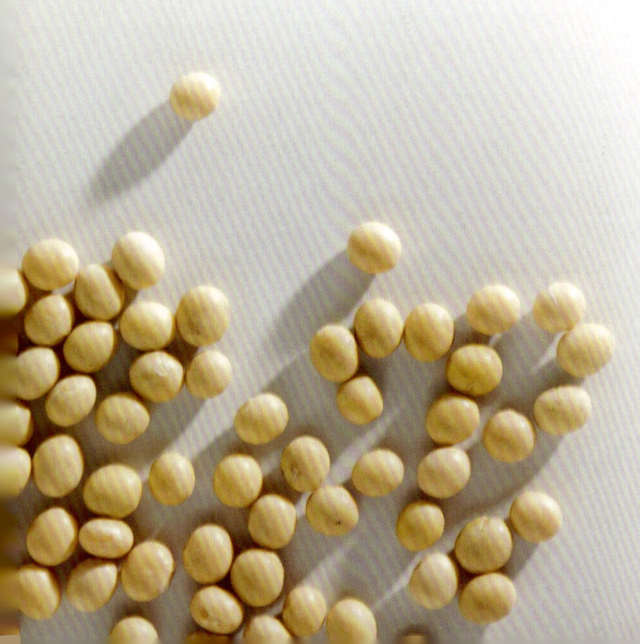

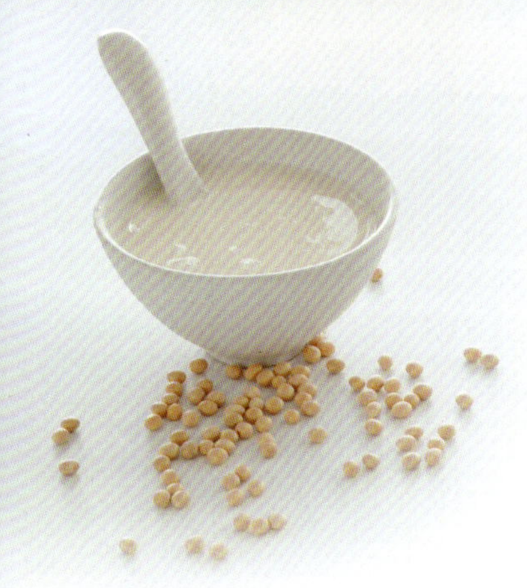

CONTENTS

预防脑出血 软化血管荞麦豆浆…………070

抗过敏 止泻止痒莲藕豆浆…………072

降血脂 通便玉米豆浆…………074

润肤 青春花生豆浆…………076

均衡营养 健体米香豆浆…………080

促进睡眠 润肠小米豆浆…………082

安抚神经 生津小麦豆浆…………084

跟我做健康豆浆

补肾 养血黑豆浆…………088

预防心脏疾病 安神红枣豆浆…………090

健胸膏 丰胸山药豆浆…………092

帮助代谢 解毒红薯豆浆…………094

护发 益寿核桃豆浆…………096

养肺 滋补百合豆浆…………098

缓解痛经 养颜山楂豆浆…………101

增强免疫力 活力小麦豆浆…………104

消除疲劳 健脑腰果豆浆…………106

更好喝的养生豆浆

美白 瘦身生菜豆浆…………110

增强免疫力 降脂南瓜豆浆…………112

通便 净化苹果豆浆…………114

润肺 生津雪梨豆浆…………116

防癌 清肠芦笋豆浆…………118

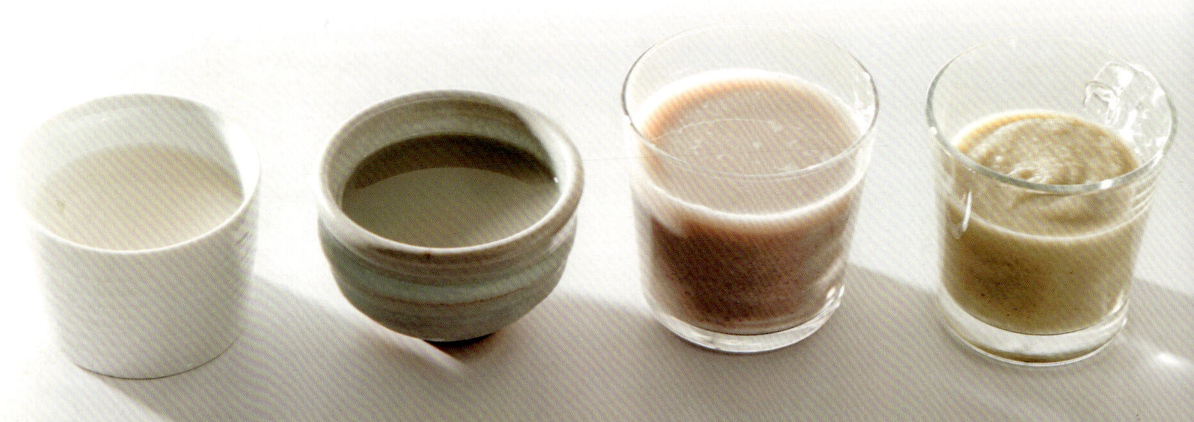

CONTENTS

PART 5 适合你的养生豆浆

产后恢复体形 红薯豆浆…………122

改善围绝经期潮热 桂圆豆浆…………126

保护幼儿视力 胡萝卜豆浆…………128

缓解妊娠反应 银耳黑豆浆…………130

促进乳汁分泌 红枣豆浆…………132

缓解月经不调 莲藕豆浆…………134

促进胎儿神经发育 小米豆浆…………136

补充幼儿营养 芝麻豆浆…………138

改善老年体虚乏力 五豆豆浆…………140

预防老年动脉硬化 豌豆绿豆浆…………142

抑制老年血糖升高 燕麦豆浆…………144

好朋友来抗焦躁 红枣豆浆…………146

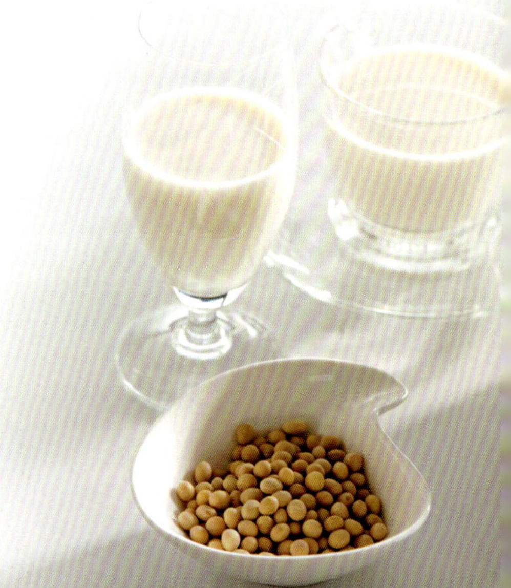

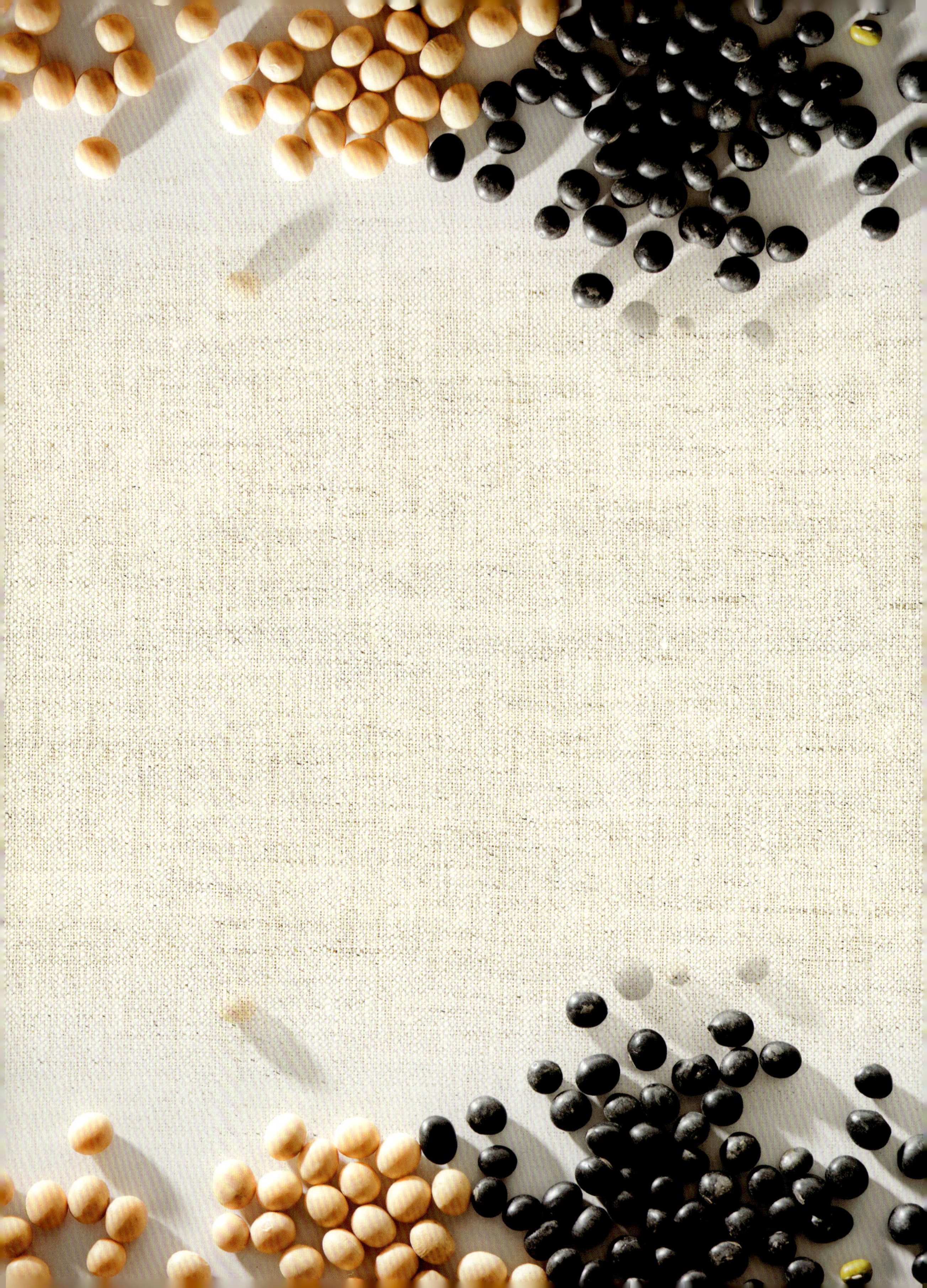

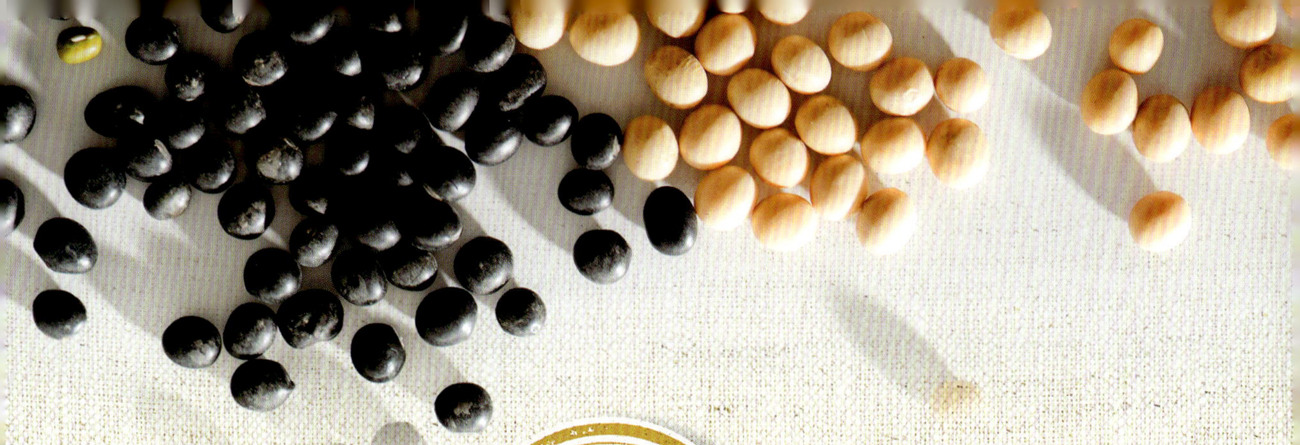

PART 1

在家做豆浆，轻松又健康

早晨一杯养生豆浆，

养颜美容又维护健康。

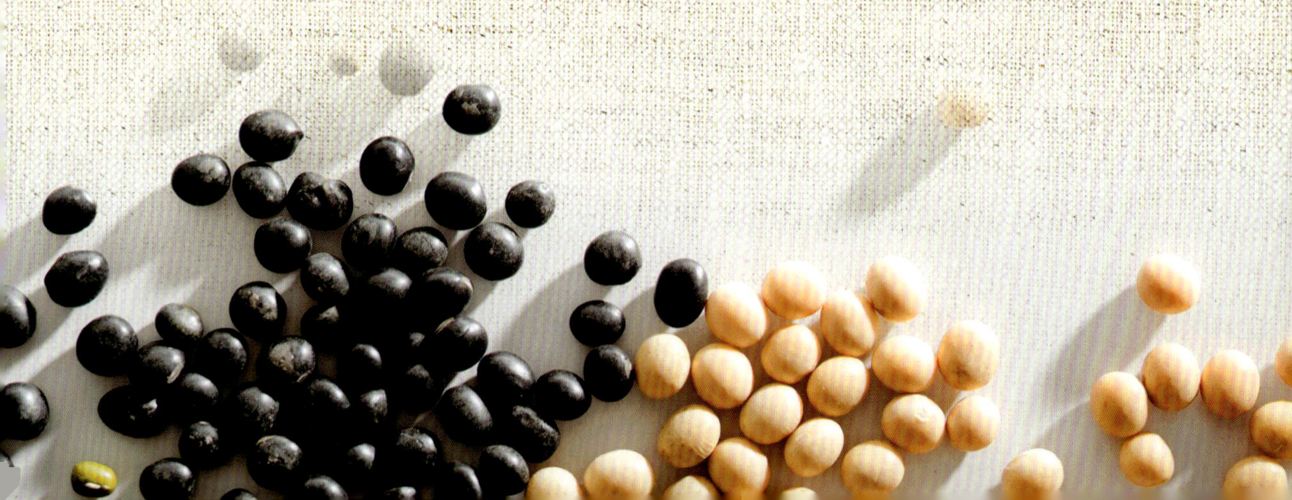

对于现代人来说，豆浆是一种很普遍的饮品，而且有越来越流行的趋势。豆浆含丰富的异黄酮、卵磷脂及低聚糖等多种有益身体健康的营养成分，具有美肤、瘦身、延缓更年期及预防疾病等功效，可以说是一种非常理想的保健食品。难怪豆浆除了被当成饮品之外，还有各式各样的做法，应用的范围也越来越广。

豆浆在过去由于制作的技术尚未成熟，因此往往口感上并不讨喜，都会带有大豆的涩味，因此并不普及；一直到近期，由于豆浆的制作方法、过滤技术及调味方法得到大幅度改善，喜欢喝豆浆的人才越来越多。许多临床实验、医学研究证实，豆浆对于保持身体健康与预防慢性病有很大的功效。

现代人大多摄取过多的动物性脂肪、碳水化合物，造成代谢综合征及心血管疾病患者的数量增多，而豆浆不含饱和脂肪酸，比起牛奶更加符合人体健康的需求，因此也带动了饮用豆浆的风气，人们逐渐以豆浆取代牛奶。

大豆一直到11世纪才被引进中国种植。制作豆浆的大豆分为黄豆与黑豆，两种食材有不同的功效。过去很少有人用黑豆来做豆浆，但是近几年人们发现，黑豆的营养价值与黄豆不相上下，如果能够同时使用，就可以

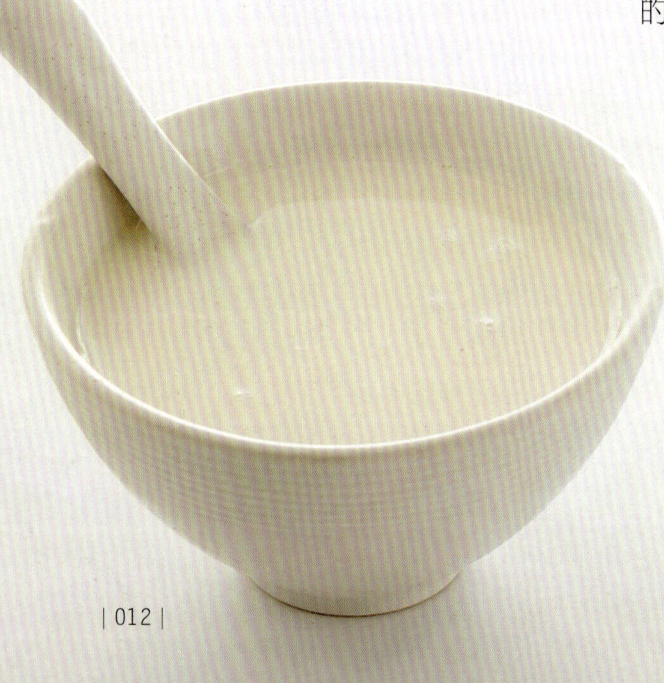

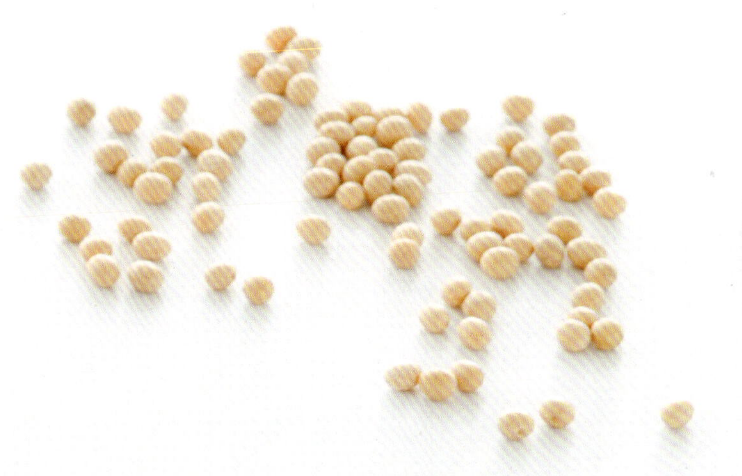

充分摄取对人体健康有益的营养成分。

而随着豆浆的价值越来越受肯定，各种不同的口味及调理方式也随着出现，现在更强调以自身需求或口味来调制豆浆饮品。除了原味豆浆之外，还有人添加了黑芝麻、果汁、可可、抹茶或咖啡等，变换不同的口味，使得原本不喜欢豆浆的人，也渐渐接受豆浆饮品。此外，豆浆在料理方面也广泛被使用，像是汤品、火锅或甜点，豆浆料理也成为健康新潮流了。

至于这么好的天然饮料，每天的摄取量到底需要多少才会产生功效呢？专家建议，每人每日饮用500～1000毫升的豆浆，对于身体健康很有益。

神奇豆浆

以豆浆取代牛奶好处多

牛奶中含有乳糖，根据统计，全球约有三分之二的人无法耐受牛奶中的乳糖，因而会出现乳糖不耐症，也因此有许多人开始尝试以豆浆来替代牛奶。相较于牛奶，豆浆中所含的低聚糖能够被人体全部吸收。此外，豆浆还含有钾、钙、镁等矿物质及牛奶所没有的抗癌物质，因此成为追求健康的人所选择的日常保健饮品。

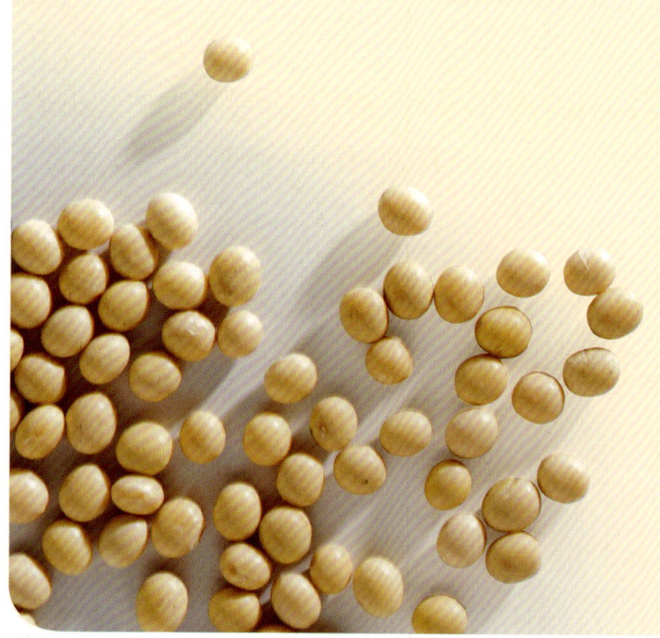

黄豆的益处

现代人因为工作、课业繁忙，普遍在外就餐，或三餐进食不规律，在热能方面也几乎都是摄取过多，加上运动不足，造成脂肪囤积在体内，演变成肥胖，甚至提高患心血管疾病、代谢综合征的概率。针对现代人的这一问题，黄豆可是好处多多。

* 避免心血管疾病

脑部及心脏的血管疾病在近年来已经占据死因的前几名，而心血管疾病主要的直接病因是动脉硬化。豆浆富含大豆异黄酮及大豆蛋白，两者都具有降低血中低密度脂蛋白胆固醇的作用，有助于保持血管的柔软，避免胆固醇堆积在血管壁中，造成血液流动不顺畅，进而达到预防动脉硬化的目的。此外，大豆异黄酮还具有降血糖、血压的功效，对慢性病预防来说是一项很好的选择。

另外，豆浆中所含的镁、钙元素，对于降低脑血脂、改善脑血流有一定的功效，也就是说，饮用豆浆可能可以在一定程度上预防脑梗死、脑出血的发生。除此之外，豆浆中所含的矿物质钾、镁，可以帮助人体控制体内钠的含量，预防高血压等疾病；豆浆还能加强心脏功能，防止血管病变。

* 预防肥胖

豆浆可以预防肥胖，是因为它具有抑制脂肪吸收的功用，它还可以促进人体的脂肪消耗过程。它所含的热能与低脂牛奶相近，却不含胆固醇，不会增加血液中胆固醇与中性脂肪的比例，对于维持苗条身材、预防肥胖是一种很好的选择。

豆浆中所含的大量的纤维素，有助于胃肠的消化、吸收，具有降低血糖、血脂的功效。除此之外，纤维素还能帮助身体清理肠道及体内有害物质，缓解便秘的症状。豆浆中的某些成分能够有效地阻止身体吸收过量的碳水化合物，因而对于预防糖尿病有很好的功效。

此外，大豆含有丰富的矿物质，如钙、铁、镁、钾、磷、硒、锌等，这些矿物质除了能维持身体健康，加强我们的新陈代谢功能外，还有利于减肥。

大豆中的植物蛋白质，除能够降低低密度脂蛋白胆固醇、提升高密度脂蛋白胆固醇外，还能预防癌症、心血管疾病及缓解便秘的症状。

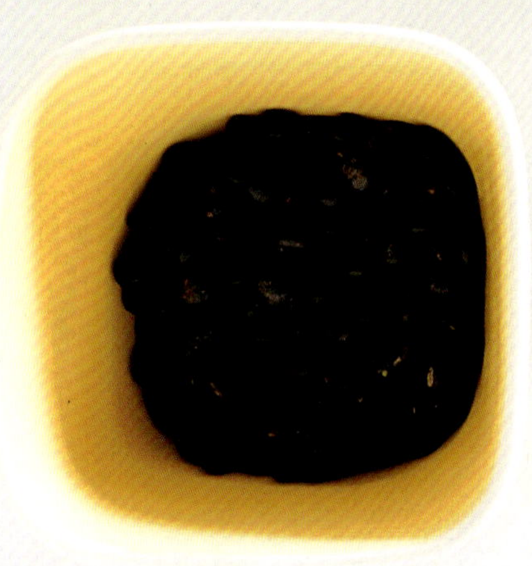

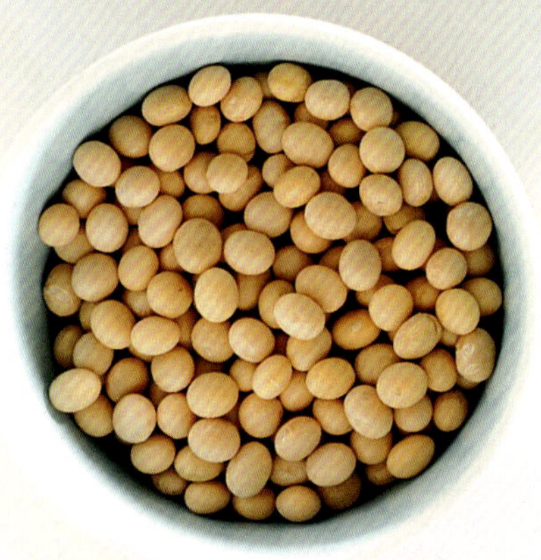

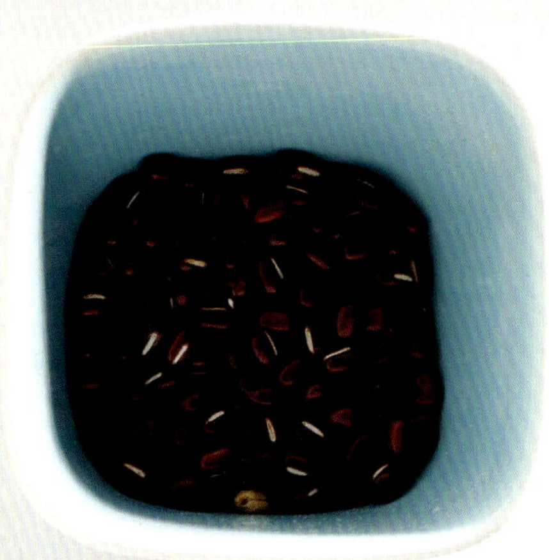

* 改善经期病症

许多女性在经期之前，情绪上会有明显的转变，如紧张、失眠、易怒、烦躁、易疲劳等，在经期有些人会有腰部酸痛、食欲缺乏等症状，这些都是因为体内雌激素的比例失调造成的。豆浆中所含的大豆异黄酮，可以缓解因为体内雌激素失调而造成的困扰。

* 延缓围绝经期

女性在进入围绝经期后，随着卵巢功能退化，雌激素的分泌逐渐减少，不论在生理或心理方面，都带给女性极大的困扰，如情绪低落、头痛恶心、精神沮丧等，这些围绝经期症状严重影响女性的身心健康。

围绝经期对某些女性而言是一段艰难的日子，其中造成最大困扰的就是由缺乏雌激素所引起的热潮红、头晕、疲劳等。豆浆中所含的大豆异黄酮，分子构造与雌激素相似，被称为植物的雌激素，可以减缓围绝经期症状，是妇女的一大福音。

除此之外，豆浆含有丰富的卵磷脂、不饱和脂肪酸、大豆皂苷等，都是对于人体有极大益处的物质，不但可以加强人体免疫力、延缓衰老，还能够降低高血压、冠心病、糖尿病等疾病的发生率。

* 预防癌症

除了家族遗传因素之外，在我们每天生活的环境中，到处充斥着各式各样的致癌因子，不论是食物中、空气中，都潜藏着危害我们身体健康的各种毒素。乳腺癌是癌症中很常见的一种，较常出现在雌激素过

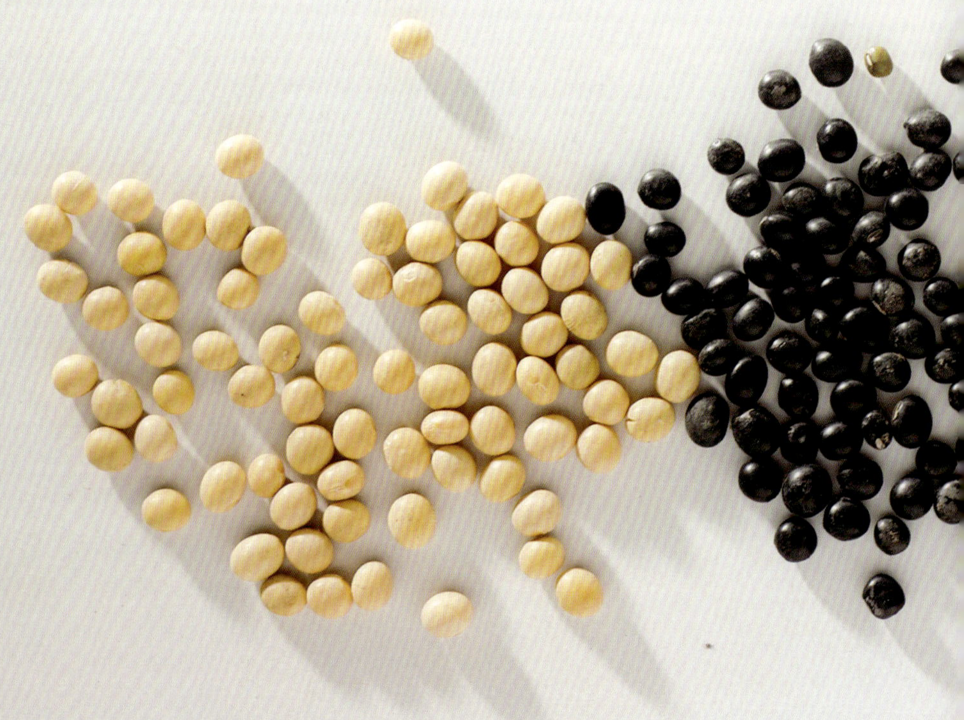

量、月经过多等高危险群妇女，而豆浆中的异黄酮不但可以补充雌激素，还能抑制过剩的雌激素，具有调节雌激素与防癌双重作用。此外，豆浆还具有防止细胞恶变的功效。

豆浆中所含的蛋白质、硒、钼等成分具有抑制癌细胞的能力，尤其对于胃癌、肠癌、乳腺癌而言。研究显示，经常饮用豆浆的人发生癌症的概率比不喝豆浆的人低50%。当我们体内的雌激素过高时，容易引发乳腺癌，经常饮用豆浆的女性，体内的雌激素与黄体素都比较低。此外，根据实验，豆浆与绿茶搭配，既有利于控制体重，对于降低乳腺癌与前列腺癌发生的概率也有效。

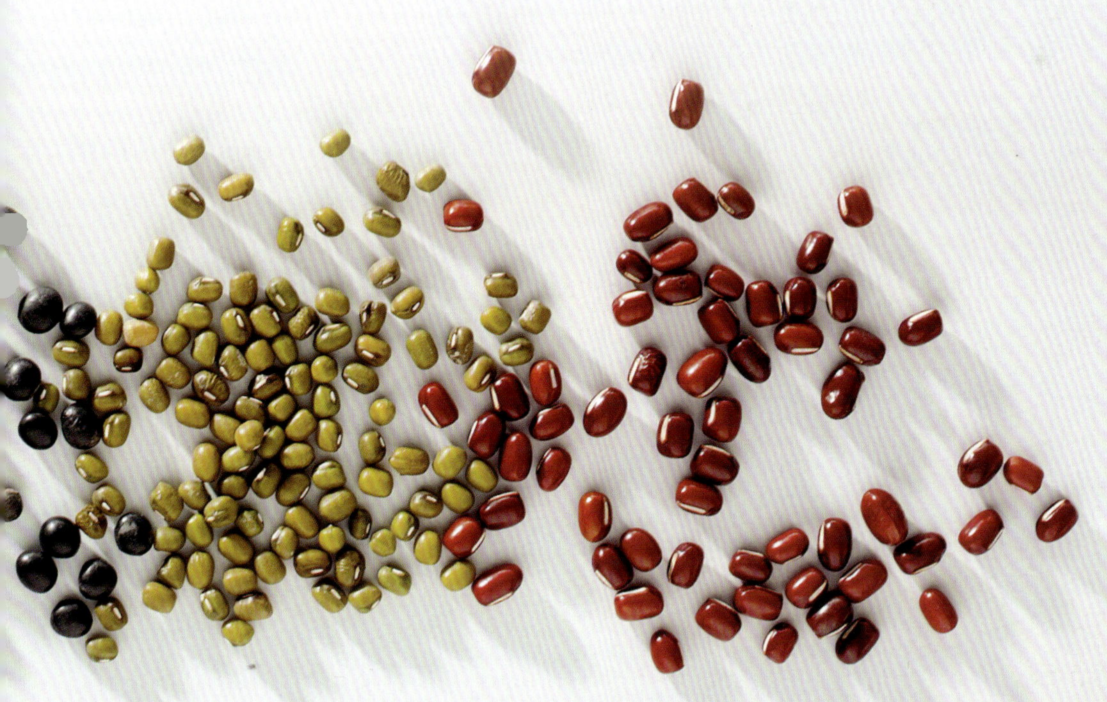

* 使大脑有活力

在社会渐渐迈入老龄化社会后，随之而来的就是要面对许多因为年纪渐长而产生的病症，其中最令人担忧的就是阿尔茨海默病。豆浆中所含的胆碱能够促进大脑正常传递信息，降低阿尔茨海默病发生的概率，延缓大脑老化速度，是一项绝佳的补脑饮品。豆浆中含有硒、维生素E、维生素C等，都具有很强的抗氧化功能，能够使人体的细胞延缓老化。除此之外，现代人的生活因为压力的关系，内心充满了焦虑，往往造成情绪失调，豆浆中富含B族维生素，能够帮助我们稳定情绪，消除焦虑感，它还能提升注意力。

* 避免环境激素的危害

环境激素是一种会干扰生物发育、生殖或行为的外来物质，会影响人体激素的分泌、合成、运输、作用功效及代谢，这些物质主要由空气、水、土壤、食物等途径进入人体内，因此环境激素又称为内分泌干扰素。环境激素不但影响人体内分泌系统的作

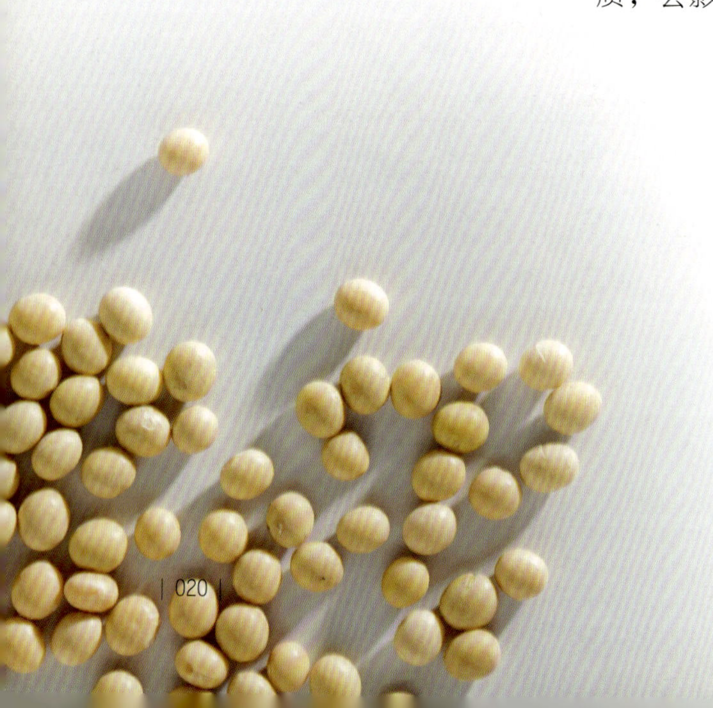

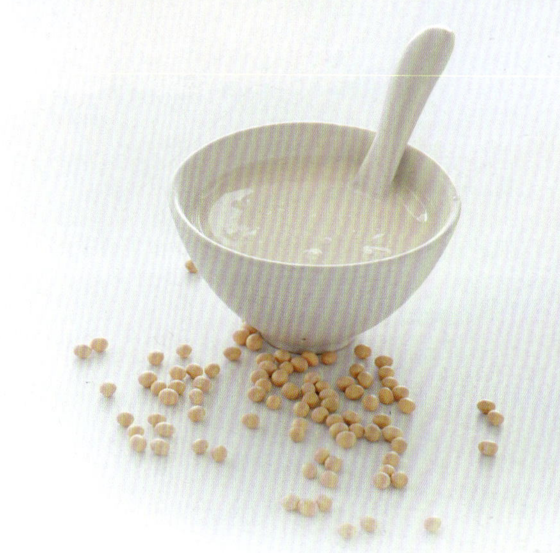

用，还会对人体的生长、发育造成不良的后果，甚至影响生殖作用，尤其是对于胎儿发育时中枢神经的发育，及幼儿成长阶段学习时的注意力。环境激素主要有农药、清洁剂或塑胶原料等。

根据研究，以大豆为食物的人，受到环境激素影响的程度较低，这是因为大豆中的大豆异黄酮可以调整人体激素，阻断环境激素对于人体造成的干扰。

* 避免骨质疏松症

随着年龄增长，我们的骨质也会渐渐流失，这就是为什么年纪越大的人越容易骨折，也就是俗称的骨质疏松症。骨质疏松症是一种身体骨质流失的速度大于生成速度的病症，除了遗传的原因外，其他如运动、年龄、体重、性别及慢性病等，也是骨质疏松症的原因。

骨质疏松症对于围绝经期妇女是一大威胁，大约七成以上妇女有这样的困扰，原因是女性在围绝经期体内的雌激素分泌减少。

预防骨质疏松症除多运动外，同时要配合补充钙质，才能将骨钙保留在骨骼内。

豆浆中含有钙质，经常饮用可以预防骨质疏松症；豆浆中的大豆异黄酮能够补充因雌激素分泌不足而带来的“空缺”，帮助降钙素和活性维生素D的生物合成，加速钙质的吸收，并且增加骨骼钙盐的沉积，及抑制骨骼中的钙质融入血液中。这有助于预防骨质疏松症与骨折的发生，进而帮助更年期妇女避免钙质流失，也有助于中老年人骨骼的保健。

* 保养消化系统

由于许多现代人是“外食族”（指经常不在家吃饭的人），饮食营养不均衡，尤其是蔬菜、水果摄取不足，随着年龄的增长，肠内的有害菌也会跟着增加，肠内的老旧废物无法及时排出体外。豆浆中含有丰富的低聚糖，能够抑制肠道有害菌的滋生，还能促进代谢，保养消化系统。

低聚糖属于碳水化合物的一种，可以从天然食物中获得，像是大豆、牛奶、大蒜、洋葱、蜂蜜、芦笋等。低聚糖的甜度低于蔗糖，它具有调节生理功能的作用。根据研究，低聚糖的功能类似于水溶性纤维素，具有促进肠道蠕动、预防便秘，及减少毒素吸收、预防肠癌的发生等功效，不仅如此，低聚糖还不易引起龋齿，也不容易使血糖升高，因此适合糖尿病患者食用。

* 美容保养肌肤

肌肤老化的表现有黑斑、暗沉、皮肤粗糙等，这些老化现象是不能够单凭化妆品来遮掩的。豆浆中含有有维生素、大豆异黄酮与矿物质，经常饮用可以促进血液循环及正常的激素分泌，还能对抗氧化、老化等。

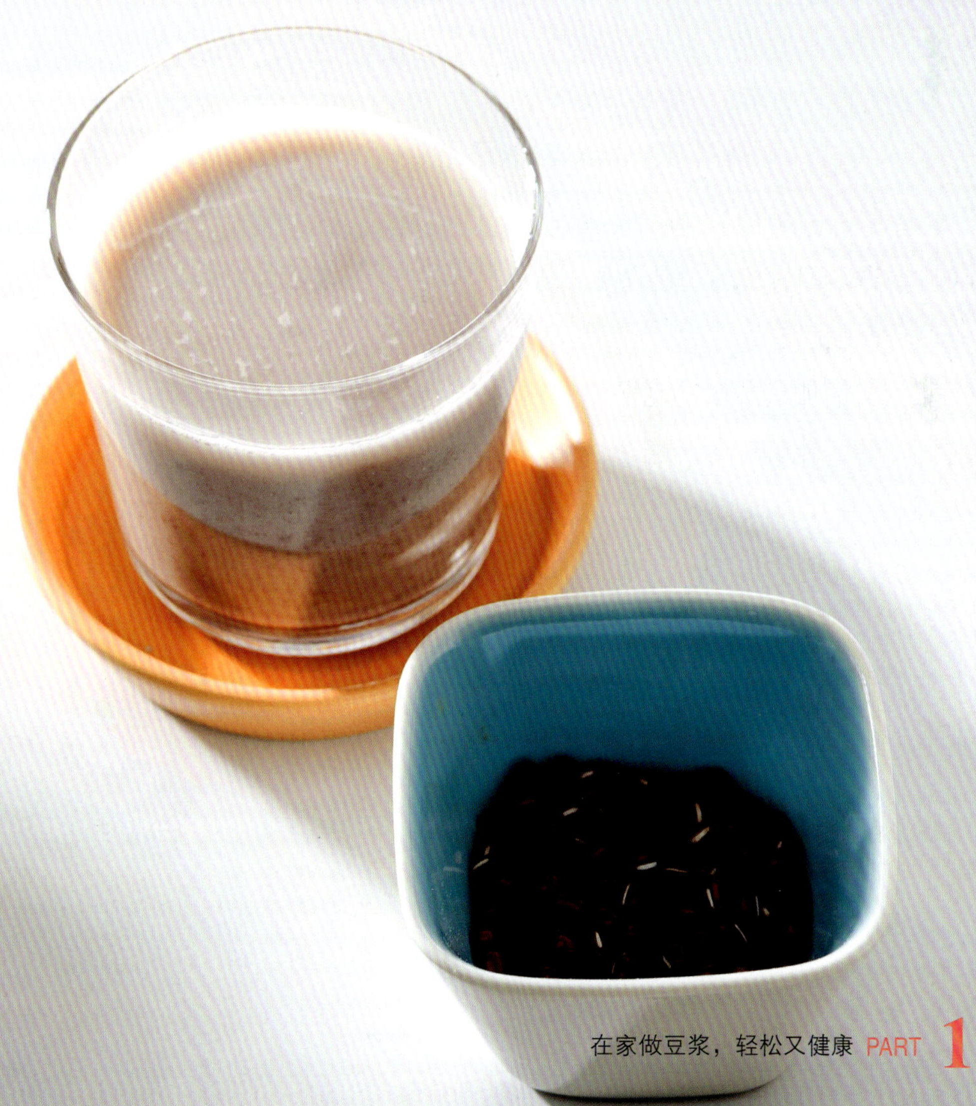

黑豆的益处

根据近年来的研究，黑豆营养丰富，常吃有促进健康的作用，建议可与黄豆交替食用。

研究发现，在日本盛产黑豆的兵库县，当地居民甚少有感冒的病症，而且也没有关节痛、腰痛，甚至在八十几岁的年纪还能充满活力，这些都跟他们日常饮食中含有黑豆食品有关。

* 促进血液循环

黑豆中含有的花青素能促进血液循环，加速胆固醇、中性脂肪代谢，因而具有降血脂作用。此外，黑豆还可以保持微血管柔软，使血液流通顺畅，进而提高内脏功能，也就是中医所谓的活血功能，对于头痛、肩周炎、神经痛等有缓解的功效。

* 抗衰老

黑豆中的花青素、异黄酮等成分，能够抑制氧自由基的生成，促进血液循环，保护组织细胞，达到抗衰老的功效。

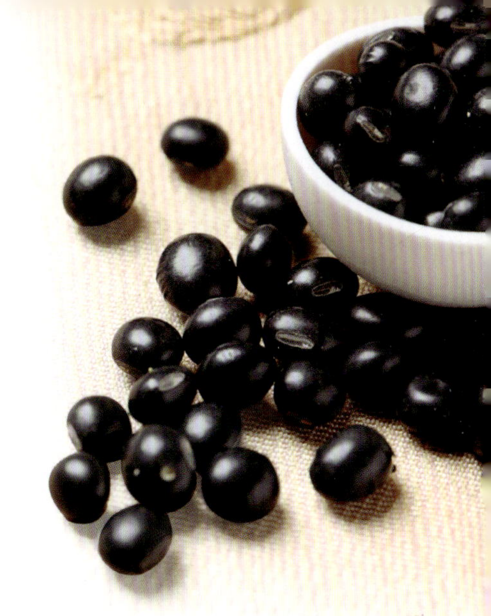

* 解毒

黑豆具有解毒的功用。在古籍上记载各种食物相生相克与解毒的方法，其中有“黑豆甘草茶”。据说早在两千年前，居民如果发生马兜铃或砷中毒，就吃黑豆来解毒。

* 提升内脏代谢功能

黑豆能够提高水代谢的功能，将多余的水排出体外，改善肺部、皮肤、胃肠的不适，对于缓解水肿、湿疹、胸闷、胃部不适、下痢、便秘等症状有一定作用。

解读豆浆中的营养素

豆浆含有人体不可缺少的营养素，我们的肌肉、皮肤，甚至免疫系统，都需要这些营养素才能维持正常的生长和运作。

* 大豆蛋白质

大豆中有35%是蛋白质，为豆浆中主要的成分。人体无法自行制造大豆蛋白质所能分解产生的某些氨基酸，要维持均衡的营养，我们必须从食物中摄取足量的必需氨基酸，豆浆正好是理想的食品。

动物性蛋白质往往是现代人肥胖的原因，豆浆中富含蛋白质，不含饱和脂肪酸与胆固醇，正好可以帮助我们在日常饮食中补充因动物性蛋白质的摄取量减少而带来的空缺。

大豆含有丰富的植物性蛋白质，其中包括了大豆异黄酮，后者对于降低血清胆固醇很有帮助。大豆蛋白质还能促进人体的新陈代谢，对于长期减肥的人来说，也是很重要的物质。

除此之外，大豆蛋白质还能预防动脉硬化与高血压病，避免冠状动脉疾病，还有防癌、抗过敏等作用，因此大豆蛋白质对于血胆固醇过高者、肥胖者、血脂过高者及冠状动脉粥样硬化性心脏病患者来说，是最佳的蛋白质摄取来源。

* 大豆异黄酮

目前发现的大豆异黄酮共有12种，主要分布在大豆的胚芽中。大豆异黄酮与人的雌激素有相似的结构，是自然界中具有雌激素样作用的化学物质，因此也被称为植物性雌激素。

换句话说，大豆异黄酮对于与雌激素有关的症状都有功效。除此之外，大豆异黄酮具有抗氧化效果，能够避免身体细胞受到自由基的攻击与破坏。

根据研究，日本人不论是心脏病、骨质疏松症，还是乳腺癌、前列腺癌及围绝经期综合征的患者总数，都比欧美人士要少，这些都是因为日本人在日常饮食中，摄取了富含大豆异黄酮的大豆类食品。

研究显示，亚洲妇女因为摄取较多的大豆制品，例如豆腐、豆芽、豆浆等，所以其围绝经期症状如潮热、骨质疏松、忧郁、失眠等较欧美妇女减少许多。而且，大豆异黄酮是天然的雌激素，比起欧美妇女采用的合成雌激素，对人体健康来说是更加有好处的。

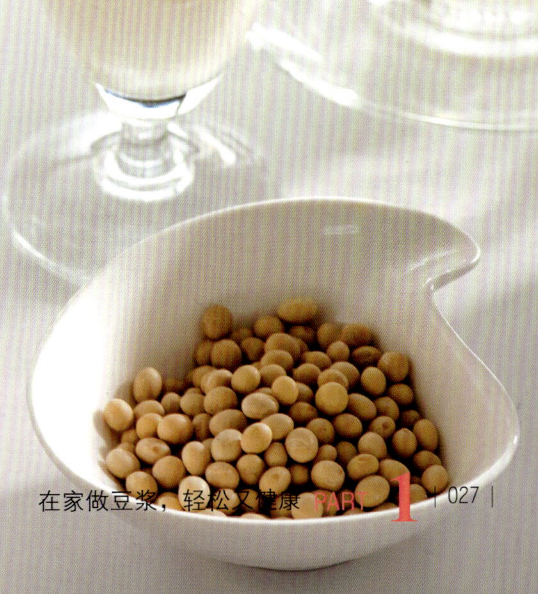

在预防骨质疏松方面，实验表明，大豆异黄酮可以防止骨质流失，还能增加骨质的生成。围绝经期后的妇女容易发生骨质疏松症，如果能适度补充大豆异黄酮，就会有很大的帮助。此外，大豆异黄酮在临床上也被证明能够改善围绝经期妇女的潮热症状，及延缓围绝经期的到来。

* 皂苷

我们在饮用豆浆的时候，会感觉到少许的涩味，那是因为大豆中含有皂苷的缘故。皂苷具有抑制氧自由基的作用。我们知道氧自由基对于人体健康有害，当氧自由基过多、氧化作用强烈时，皮肤就很容易老化，长雀斑，或罹患慢性病，甚至诱发癌症等。

皂苷能够消除氧自由基，同时也能补充人体中的抗氧化物质，产生抗氧化作用。此外，皂苷在近几年还被发现具有对抗病毒、抑制血小板凝集及调整免疫力等作用。

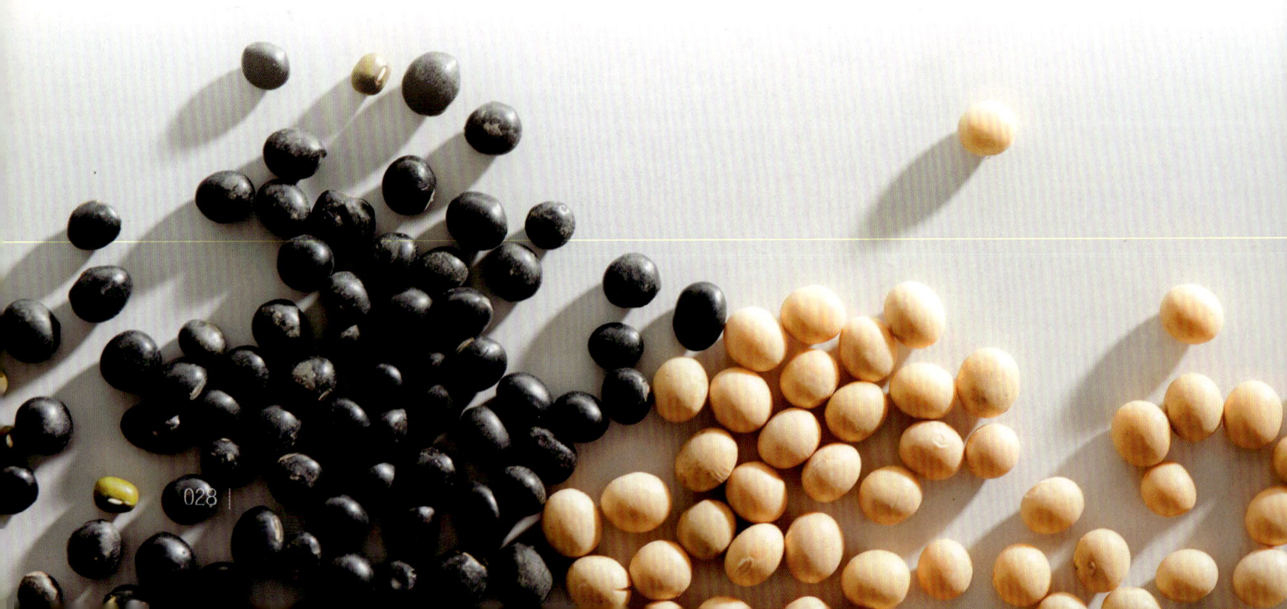

皂苷还能够帮助人体排除堆积在体内的脂肪，降低血液中的胆固醇，进而预防动脉硬化等心血管疾病。

* 大豆卵磷脂

大豆卵磷脂是大豆所含的一种脂肪，也是一种生物活性物质，是构成人体细胞的主要成分，因此，它对于人体来说是一项重要的物质。大豆卵磷脂是卵磷脂的一种，适当补充它有可能促进氧气与营养成分进入细胞，同时将废物排出体外的过程，以维持细胞膜功能正常。大豆卵磷脂不仅可以维持血液循环、预防动脉硬化，还能够促进人体脂肪代谢及预防脂肪肝等。

卵磷脂一开始是必须由卵黄提炼的，属于“高贵”的药剂、营养品，后来因为被发现可以经由大豆提炼出物美价廉的大豆卵磷脂，才被广泛运用在提升健康方面。

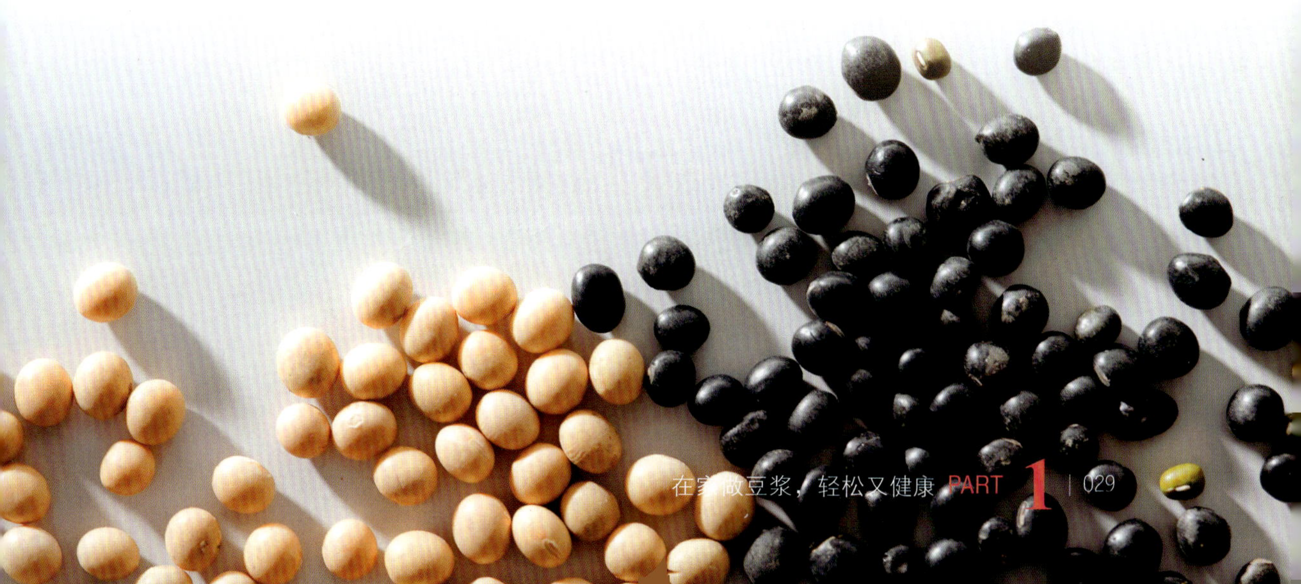

卵磷脂中有许多成分，其中一种特殊成分为胆碱，此种成分进入大肠之后就被吸收，随着血液循环进入脑部，转化成乙酰胆碱，成为神经传导的重要角色；只要神经传导功能正常，就可以活化脑细胞、提高记忆力、防阿尔茨海默病。胆碱还能抑制肝脏对脂肪的蓄积，因此为了预防脂肪肝，除避免高热量、高脂肪、高蛋白饮食之外，我们在日常生活中也需要经常补充大豆卵磷脂。

* 亚麻油酸、次亚麻油酸

大豆中所含的脂肪大部分都属于不饱和脂肪酸，是人体必需的（无法自行合成的，因此必须从食物中摄取）。大豆脂质中主要的成分除了亚麻油酸和次亚麻油酸之外，尚有油酸、棕榈酸等。亚麻油酸和次亚麻油酸都属于必需脂肪酸，亚麻油酸又能增加血液中的对身体有益的胆固醇，从而防止动脉硬化等。但是，亚麻油酸、次亚麻油酸很容易遇空气氧化，转变成对人体有害的物质，幸好豆浆中含有丰富的维生素E，能够防止氧化，避免脂肪酸氧化的问题。

* 低聚糖

低聚糖对于肠道健康有好处，而豆浆中含有丰富的低聚糖，豆浆不必添加任何调味料就能够散发淡淡的甜味，正是因为它含有低聚糖。

大豆低聚糖只存在于成熟大豆中，如果经过发酵则不会存在。因此，在纳豆、味噌及酱油中是无法见到低聚糖的，只有豆浆、豆腐、豆粉等，既由成熟大豆制成，又未经发酵，才含有丰富的低聚糖。

低聚糖对于肠道健康很有帮助，除可以降低双歧杆菌和乳酸菌的吸收比例、消除便秘之外，还能够帮助人体抑制肠道内有害菌，促进肠道中的有害物质排泄，因此适当饮用豆浆有可能可以预防大肠癌。

* B族维生素、维生素E

许多人以为维生素只存在于水果及蔬菜中，其实在大豆中也含有丰富的维生素，包括维生素B_1、维生素B_2及维生素E。大豆中含有B族维生素中的维生素B_1，在碳水化合物的代谢过程中是必要的物质，这一点对于以稻米为主食的亚洲人来说非常重要。大豆中所含的维生素B_2则可以维持皮肤、黏膜的健康，有助于消除疲劳、安抚情绪。大豆中所含的维生素E能够保持青春，预防慢性病及肌肤老化，并且能促进血液循环，改善肩部僵硬。

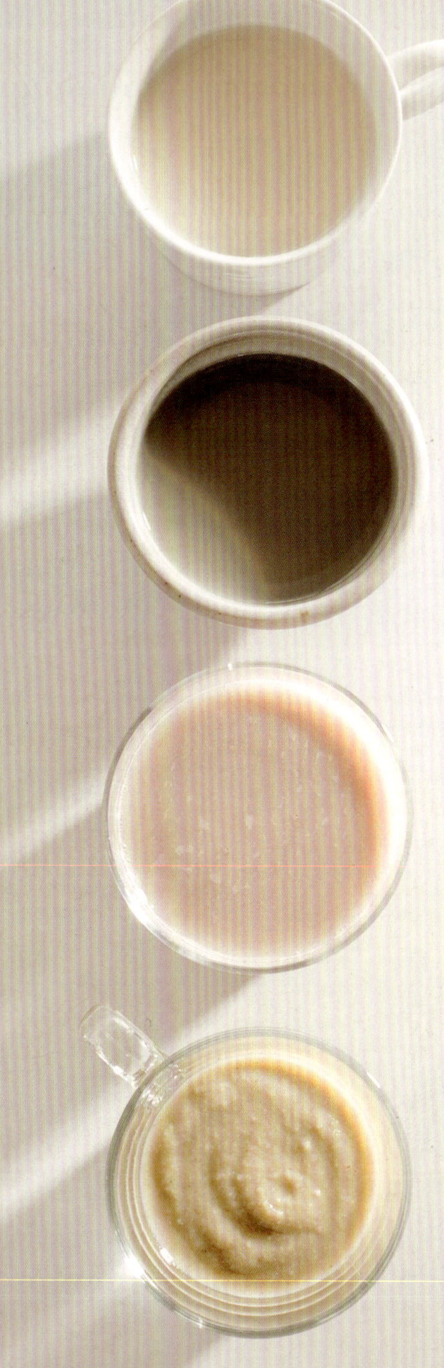

* 矿物质

现代人的饮食虽然多样化，但是在营养上却时常有失均衡，尤其是在矿物质上，对于经常在外面吃饭或速食的上班族及学生来说都很缺乏。富含矿物质的食物有海藻（如海带），豆浆中也含有矿物质，尤其是钾、镁等，不但含量丰富而且很均衡。每一种矿物质都具有特别的功用，例如钾能够促进人体钠的代谢，还能够调节血压；镁能促进血管、心脏、神经的功能的正常维持；铁则是血红蛋白的组成物质之一。

一般认为植物来源的铁不容易被身体吸收，但是豆浆的铁质没有这个缺点，它很快就能被身体吸收，有助于血液对人体组织的氧的供给。由此可以知道，豆浆中所含的营养素不但充足而且十分均衡，使我们可以轻易、简单地摄取多种所需要的营养。所以说每天饮用豆浆，对于我们的身体健康是很有益处的。

神奇豆浆

以豆浆改善神经功能失调、负面压力

现代人的生活压力大，容易积累焦躁、紧张情绪，因而造成脑内的卵磷脂减少，平时遇见小事就会坐立不安。适量补充豆浆，可改善此问题，因为豆浆中含有卵磷脂，对于预防自律神经失调、失眠等具有功效。

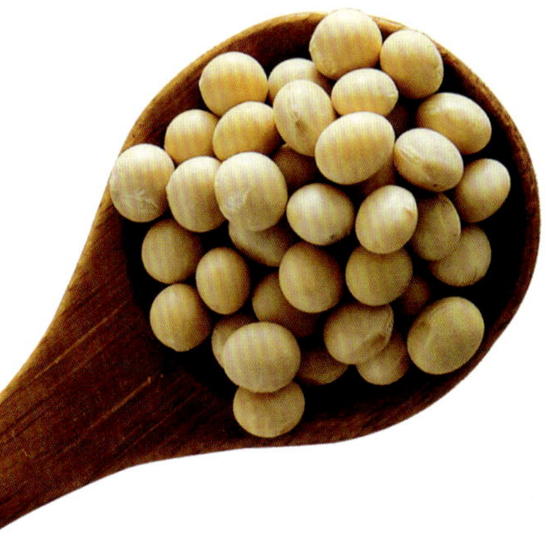

哪些人不宜喝豆浆

从医学的角度，豆浆性寒，因此对于某些人而言，需谨慎饮用。

* 肠胃功能不佳者

豆浆在酶作用之下容易造成胀气，因此经常性消化不良、容易打嗝或腹泻的人，应该要避免饮用豆浆。此外，急性胃肠炎的患者也不适宜饮用豆浆，以免胃酸受到刺激而分泌过多，或引起胀气、腹泻等症状而加重病情。

另外，胃溃疡的人也不宜饮用豆浆。豆浆中的低聚糖容易引起呃逆、腹胀等症状，对于胃溃疡患者而言是一种负担。

* 肾脏功能不佳者

肾功能衰竭的患者需要低蛋白饮食，而豆类及其制品富含蛋白质，其代谢产物会增加肾脏负担，应禁食。豆类中的草酸盐可与肾中的钙结合，形成结石，会加重肾结石的症状，所以肾结石患者也不宜饮用。

* 痛风患者

痛风是由嘌呤代谢障碍所导致的疾病。豆类中富含嘌呤，且嘌呤是亲水物质，因此，黄豆磨成浆后，嘌呤含量比其他豆制品多出几倍。所以，患有痛风的人，在摄取豆浆的量上要控制，不宜摄取过多。

* 婴幼儿

刚出生至6个月大的婴儿，胃肠功能还没有发育完善，因此建议最好不要饮用豆浆，以免造成消化不良。

* 术后患者

因为豆浆性寒，而术后或正处于恢复期的患者抵抗力尚未恢复，肠胃较弱，若是饮用豆浆很可能引起腹泻等症状，故应避免饮用。

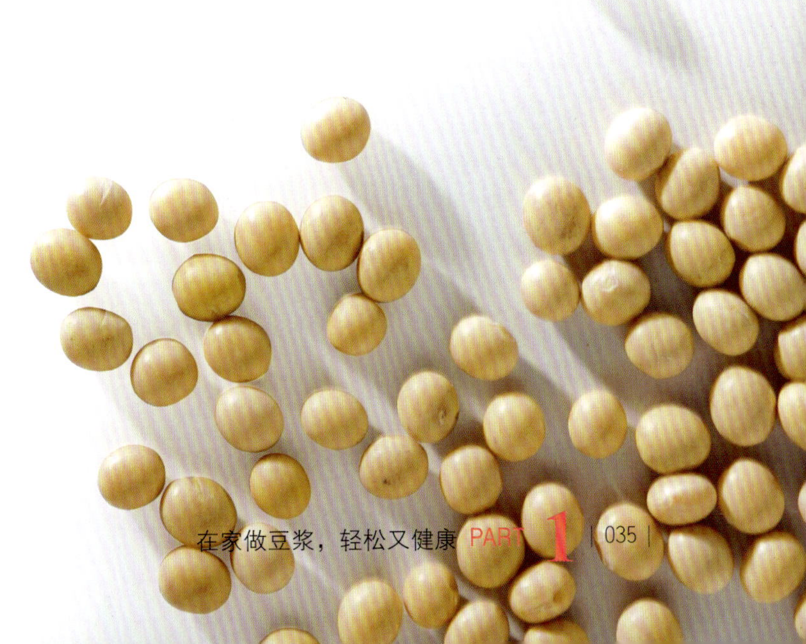

怎样喝豆浆最养生

豆浆有许多喝法，究竟怎样饮用豆浆才能达到科学养生的目的，让身体健康呢？

* 煮沸后再饮用

由于豆浆中含有皂苷、胰蛋白酶抑制剂等物质，如果在未煮熟的情况下饮用，会出现恶心、呕吐或腹泻等中毒症状，这是因为皂苷、胰蛋白酶抑制剂刺激胃肠道的缘故。一般而言，豆浆在80℃时就会沸腾，而其实这是一种假沸现象，千万不要误以为豆浆在此时已经煮熟了。

豆浆中所含的皂苷在80℃时，会产生大量的泡沫漂浮在豆浆表面上，导致许多人误以为这是豆浆已经煮沸的现象，此时饮用将使得一些对人体有害的物质，未经高温破坏就进入胃肠道，如胰蛋白酶抑制剂、皂苷中能破坏细胞的皂毒素等。它们会刺激胃肠黏膜，影响人体的消化功能。

实际上，在豆浆沸腾后，应该继续煮3～5分钟，而且必须将锅盖打开，使得有害物质可以挥发掉。

但是，也不必因噎废食，将豆浆反复加热，这样反而会使豆浆中的营养成分也被破坏了，只要控制好时间，不必反复煮沸。

* 不宜冲入生鸡蛋

生鸡蛋当中含有一种黏性蛋白，会影响蛋白质的吸收和利用。有些人会习惯在煮沸后的豆浆中直接冲入生鸡蛋，这样会使鸡蛋中的黏性蛋白与豆浆里的胰蛋白酶结合，产生不易被人体吸收的物质，使鸡蛋和豆浆两者都失去原有的营养价值。最好的办法是将鸡蛋加入豆浆中一起煮熟再食用。

* 不宜加入红糖

红糖中含有醋酸、乳酸等有机酸，与蛋白质结合后会产生变性沉淀物质，使豆浆丧失了原本的营养价值，影响蛋白质的吸收。

* 不宜存放过久

有许多人，如上班族或学生，会将豆浆存放在保温瓶中几个小时，这种做法其实不恰当。因为豆浆中富含营养成分，而保温瓶能提供细菌滋生的温度，保温瓶中的细菌大量繁殖后，经过3～4个小时豆浆就会腐败。因此，豆浆最好是现做现喝，或存放在冰箱中，以免饮用不健康的豆浆而危害身体健康。

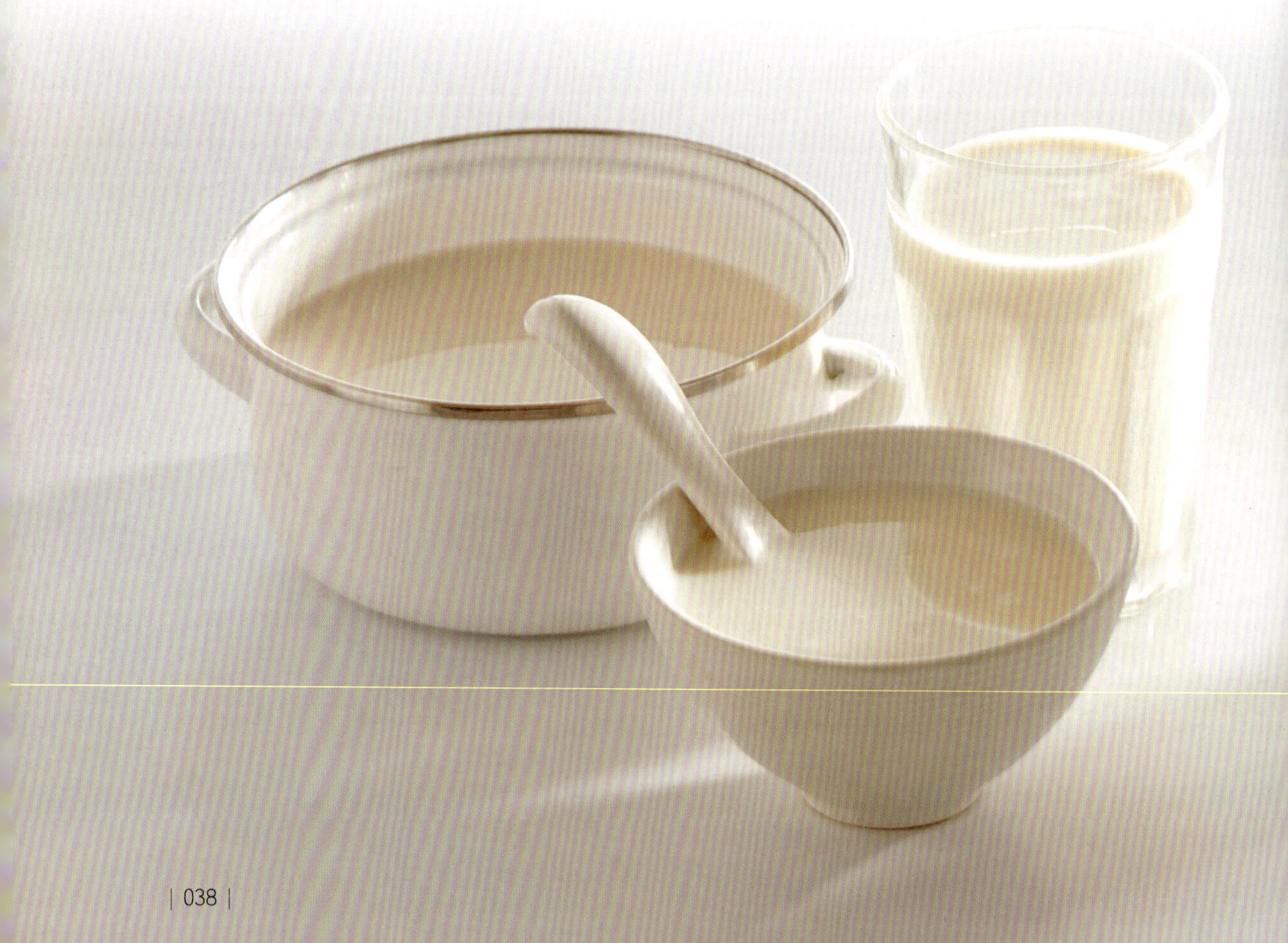

* 补钙及晒太阳

专家建议每人每天至少应在日光之下活动半小时，身体才能获得足够的维生素D，促进人体对钙的吸收，帮助我们强健骨骼。只从豆浆中获取钙质是不够的，应该摄取鸡蛋等富含维生素A、维生素D的食物，以确保我们摄取的钙能更好地被身体利用。

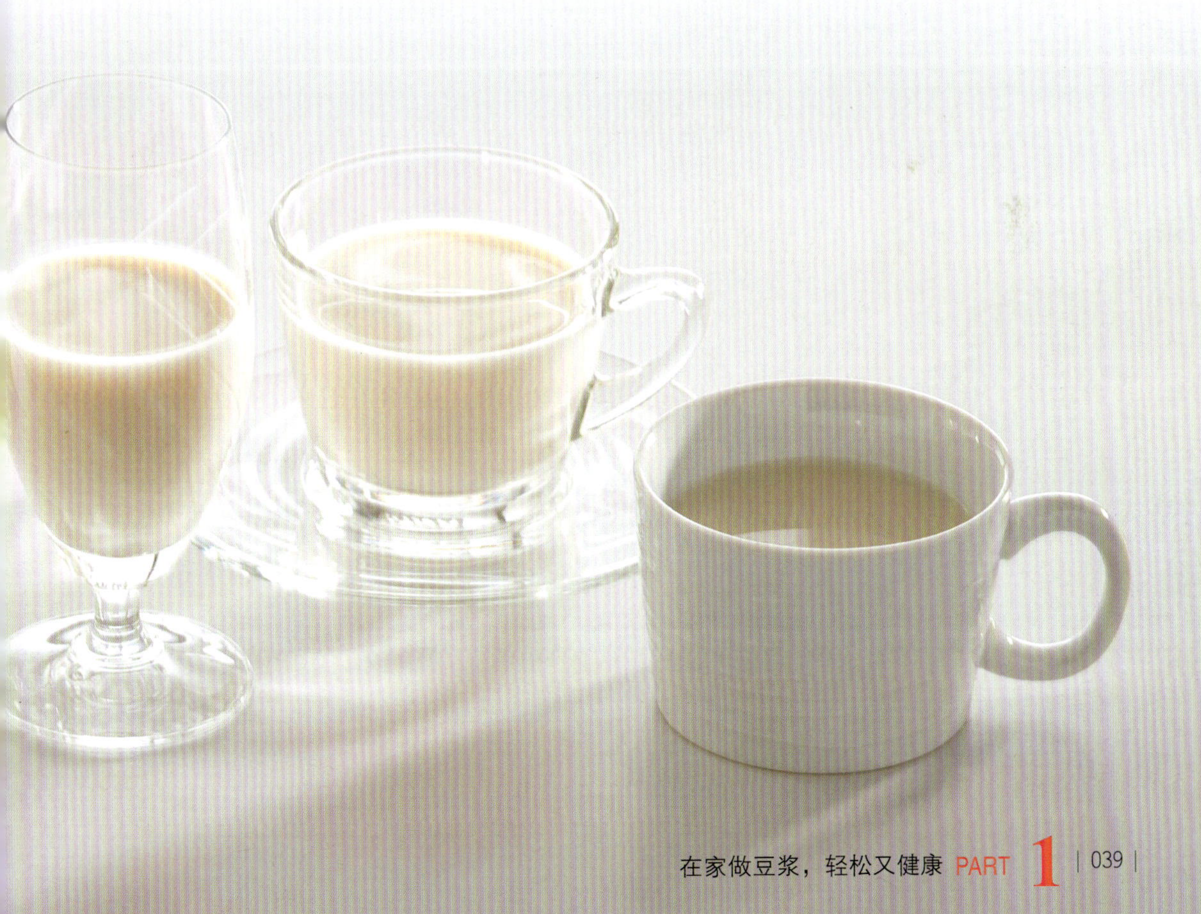

制作豆浆的方法

市面上可以买到各种不同口味的豆浆，即使没有时间制作也不用担心喝不到，唯一要顾虑的是会不会吃到太多的碳水化合物或其他添加物。为了自己和全家人的健康，其实只要花一点点时间，就可以在家里自制豆浆，材料的准备也不麻烦，只有大豆和水而已，不妨试试。

压榨出豆浆后剩下的豆渣不要丢弃，其中含有丰富的纤维素与其他养分，可以发挥创意制成小点心、蛋糕、煎饼等，对健康有益，不必丢掉。

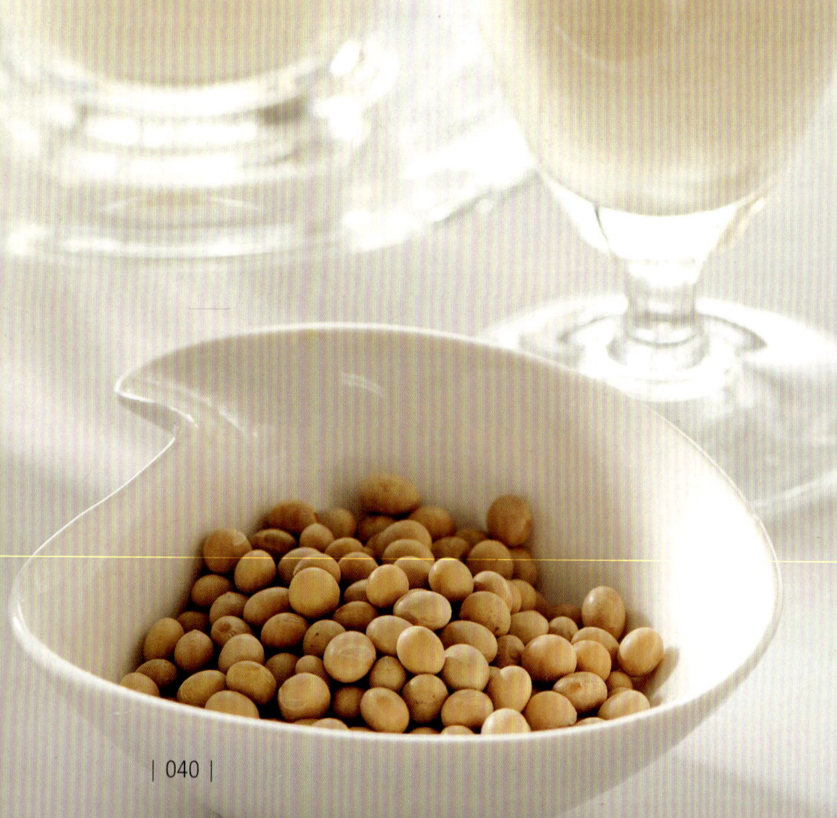

神奇豆浆

健康豆浆的喝法

自制豆浆的宝贵在于它的新鲜度，如果放置过久就会失去豆香味，而且也容易变质。因此，每一次制作的分量不要太多，以24小时内能喝完的量为宜。当然，喝剩的豆浆可以用容器保存，放在冰箱内冷藏。若超过24小时还没有喝完，那么冬天最好早晚再煮沸一次，以延长保存期限；夏天容易变质，还是应尽早喝完。

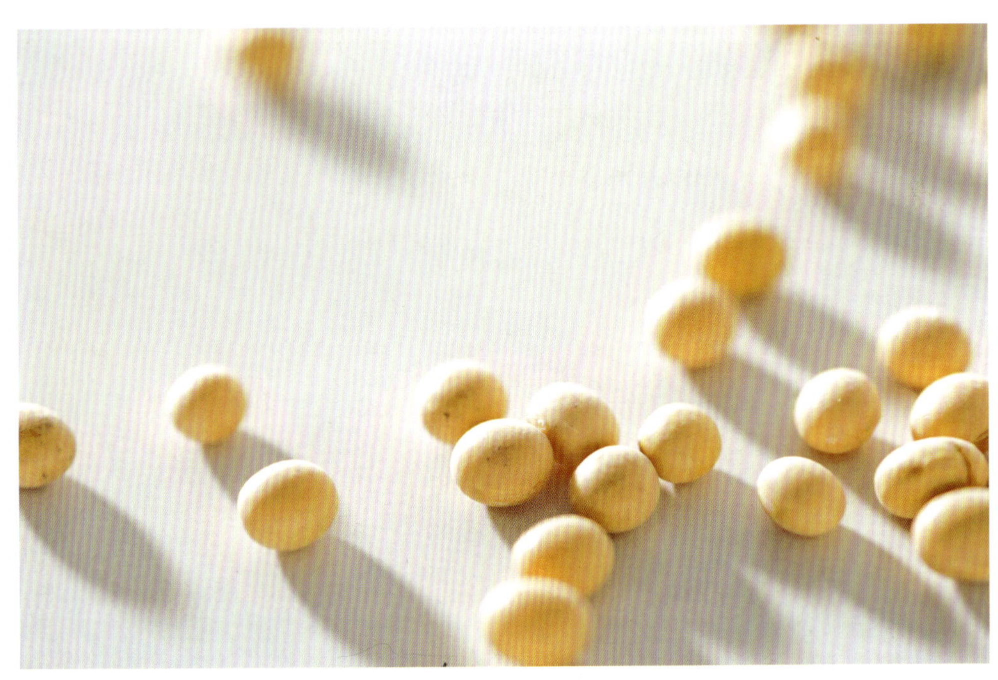

制作豆浆的注意事项

沾到生水的豆浆容易变质。豆浆只有在冷藏条件下才能保鲜。什么才是制作豆浆必须知道的注意事项，下面就让我们来看一看。

* 选豆

选择优质的豆料是制作豆浆的第一步骤。优质的大豆应该没有霉烂、虫蛀或破皮的问题，而且颗粒饱满、大小颜色都相近。

* 泡豆

在制作豆浆前一定要泡豆，因为大豆质地非常细密，经过浸泡之后，再加以搅碎、加热，才能将大豆中的营养成分释放出来。如果不泡豆直接搅碎，豆组织尚未完全涨开，在一定程度上会影响营养的释放，口感上也会有一定影响。先以清水洗净大豆之后再加以浸泡，泡豆的时

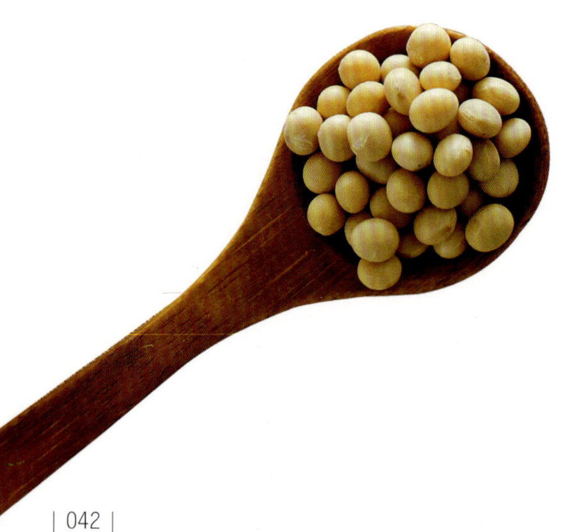

间不宜过长，在4小时左右为宜。

＊分次磨碎大豆

传统制作的豆浆都要磨成水状，家庭自制当然不必这么费事，只要以搅拌机搅碎即可；但不能只粉碎一次，否则颗粒太大，无法充分煮出大豆的味道，过滤出来的豆浆量也较少，万一滤不干净，喝起来口感不佳，因此，最好分两三次将大豆重复搅拌磨碎至细碎，直到以手指触摸时可感觉到粗涩的程度最为理想。

＊滤布尺寸要大

过滤豆渣时，需要用滤布。假如滤布太小，豆汁容易漏出来，而且压榨时也不方便，因此最好准备比漏网大一些的滤布。另外，滤布的厚度以与棉布、毛巾等相近为最佳，若担心太薄可用双重滤布。千万不要选择太厚的滤布，否则扭不动，无法充分压榨出原汁。

＊务必煮过再饮用

大豆虽然含有很多营养，但也有不宜生食的物质存在，因此要吃大豆食品时，必须经过加热处理。假如在搅碎后忘了煮熟，那么压榨过滤后的豆浆会有豆臭味，相当刺鼻，直接食用也可能造成肠胃不适，因此生豆浆一定要煮过再饮用。

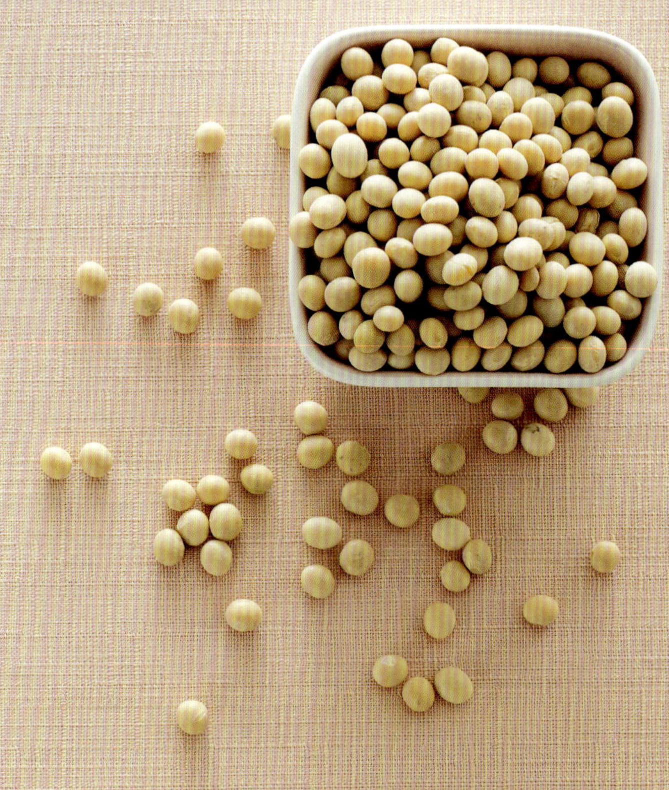

* 喝不完的豆浆可入菜

原则上，豆浆以“当日制作、当日喝完”最理想。万一喝不完，就放在冰箱中冷藏，但豆浆不耐久存。这时不妨动动脑筋，试着活用在料理上，创造各种不同风味、不同样式的美食。例如只要准备好盐卤、石膏等，还可以将自制豆浆制作成豆腐及豆花。

制作豆浆

传统做法

材料

大豆300克

做法

1 首先将大豆洗净，放入锅内，用清水浸泡5小时，至豆子膨胀即可。

2 以“1杯豆、1杯水”的比例，将大豆与水放入搅拌机搅拌，直至没有颗粒。

3 以滤网滤去残渣，留下生豆浆。

4 将生豆浆倒入锅中，加入相同分量的开水，以木勺搅拌，大火煮开，再放凉。

5 捞去豆浆上的豆腐皮，即可食用。

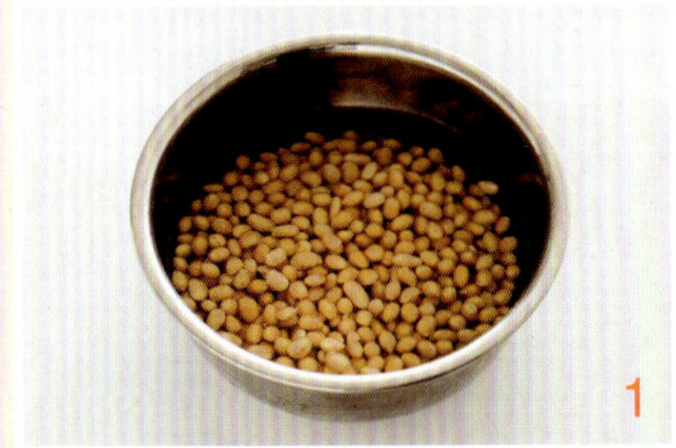
1

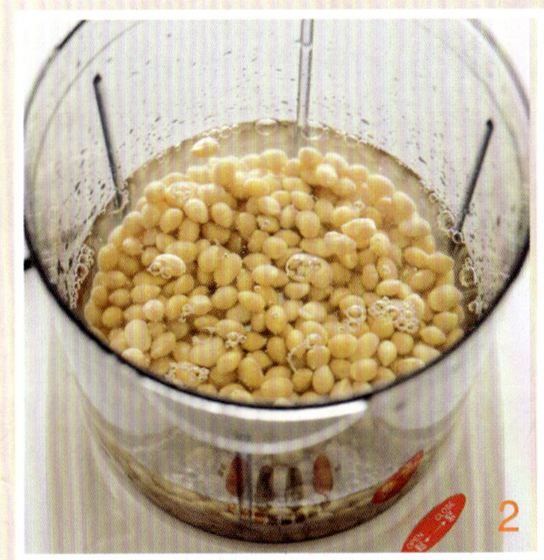
2

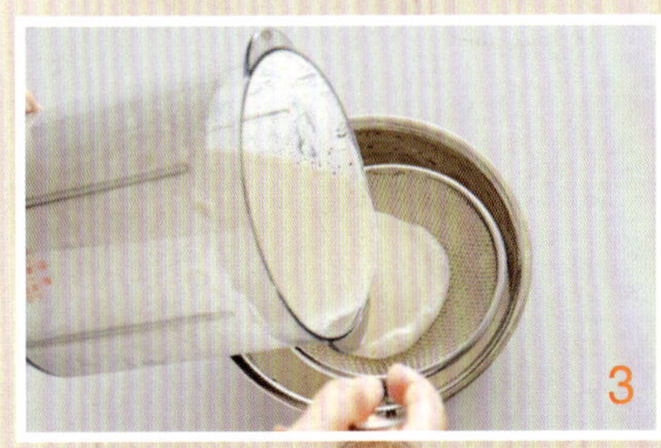
3

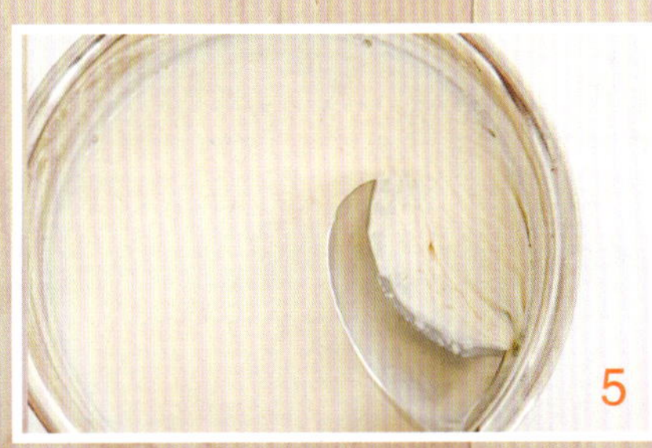
5

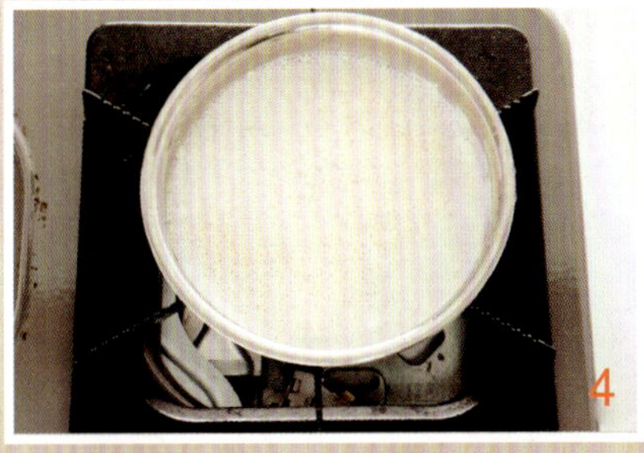
4

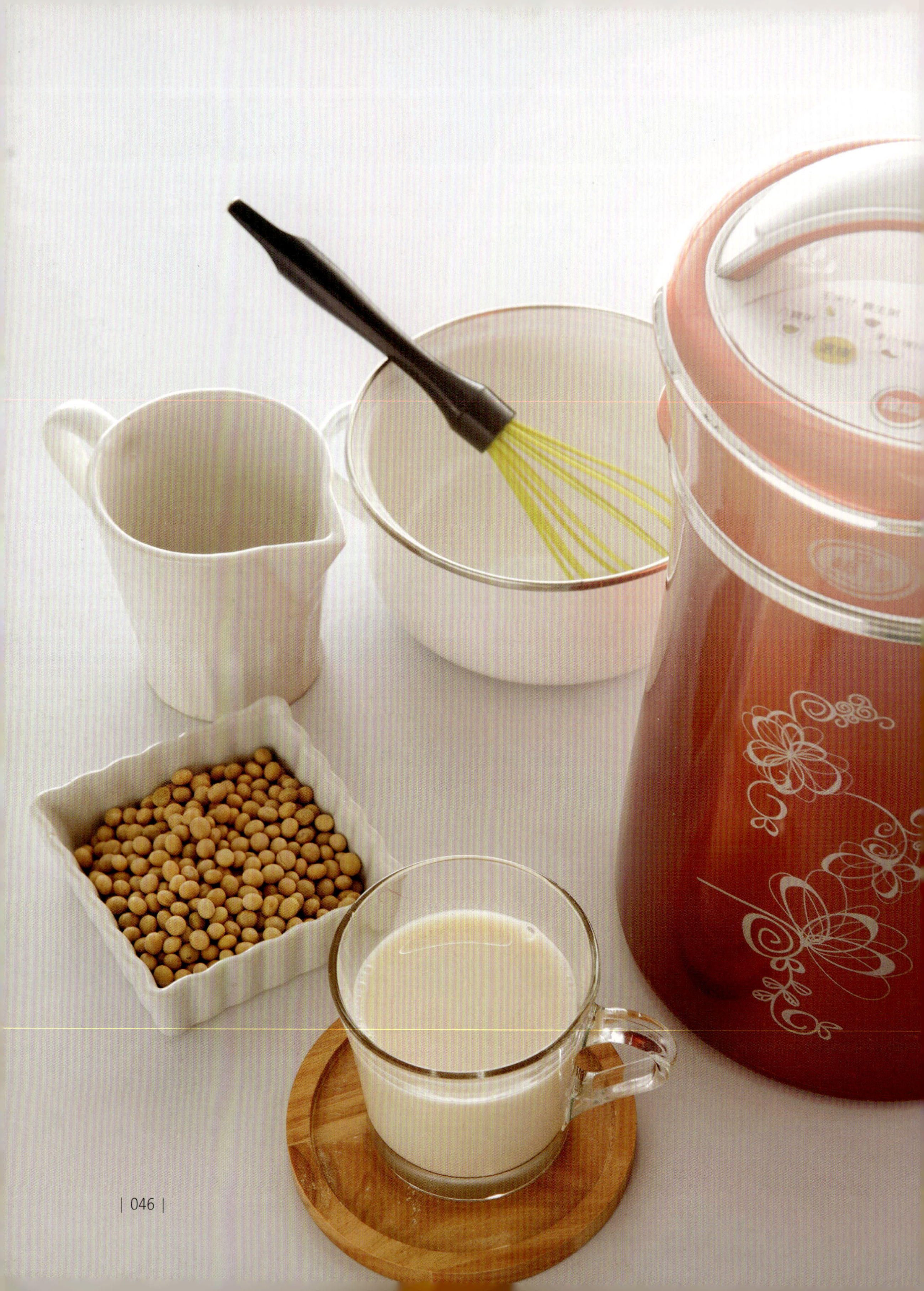

使用豆浆机

如果因为工作繁忙，
实在抽不出时间来，不妨买一台豆浆机，价格不贵，做起豆浆来非常方便、省时。

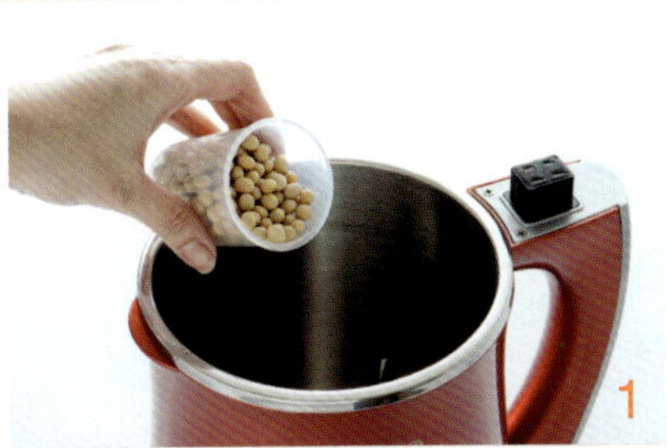
1

材料

大豆300克

做法（材料分两次制作）

1 将大豆洗净，将1杯半（豆浆机专用量杯）大豆倒入全自动豆浆机中。

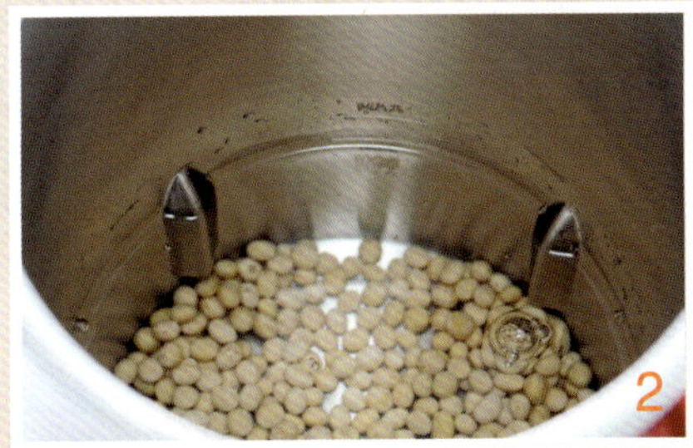
2

2 加水至标准水位。

3 放上豆浆机机头，插上电源线，按下“干豆”操作键，待听到提示音后即成。可以直接饮用，或用滤网过滤后饮用。

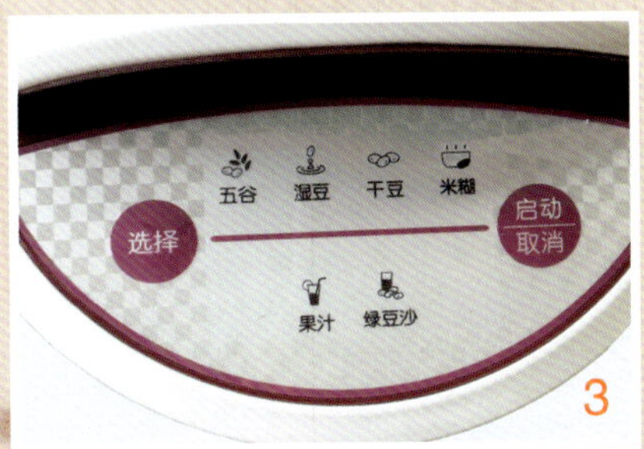

3

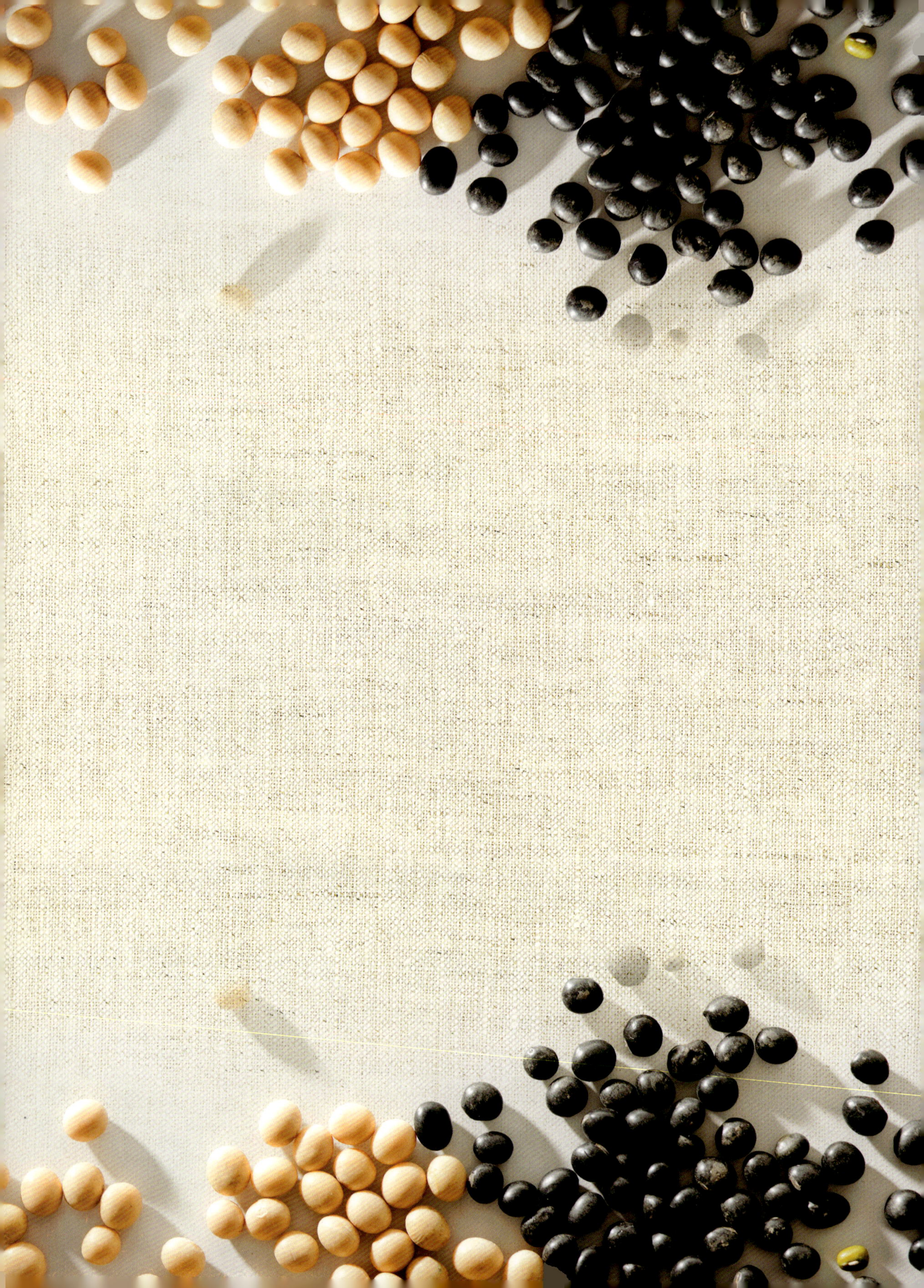

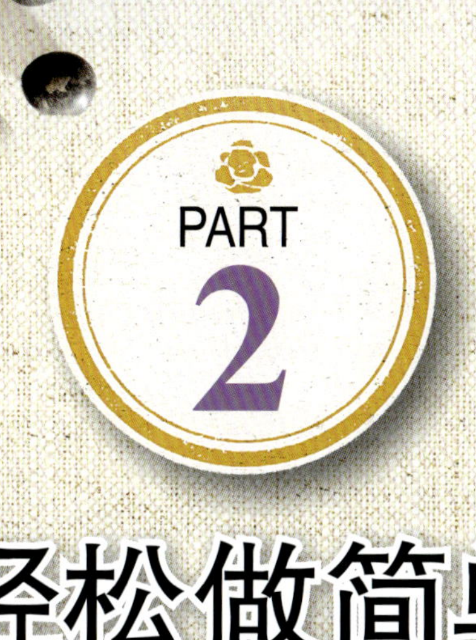

轻松做简单的豆浆

做豆浆其实很简单，
每天只要拨出一些时间，
优质豆浆自己做。

豆浆中含有许多有益人体健康的物质，除了直接饮用外，搭配其他的饮料，像是牛奶、红茶，都很美味可口。鲜豆浆常被称为“绿色牛乳”，因为豆浆中含有比牛奶更多的蛋白质，这些蛋白质属于优质蛋白质。除此之外，豆浆中的矿物质也很丰富，像是钙、磷、铁等，都是人体必需的矿物质。豆浆更胜牛奶一筹的是，它不含胆固醇及乳糖。

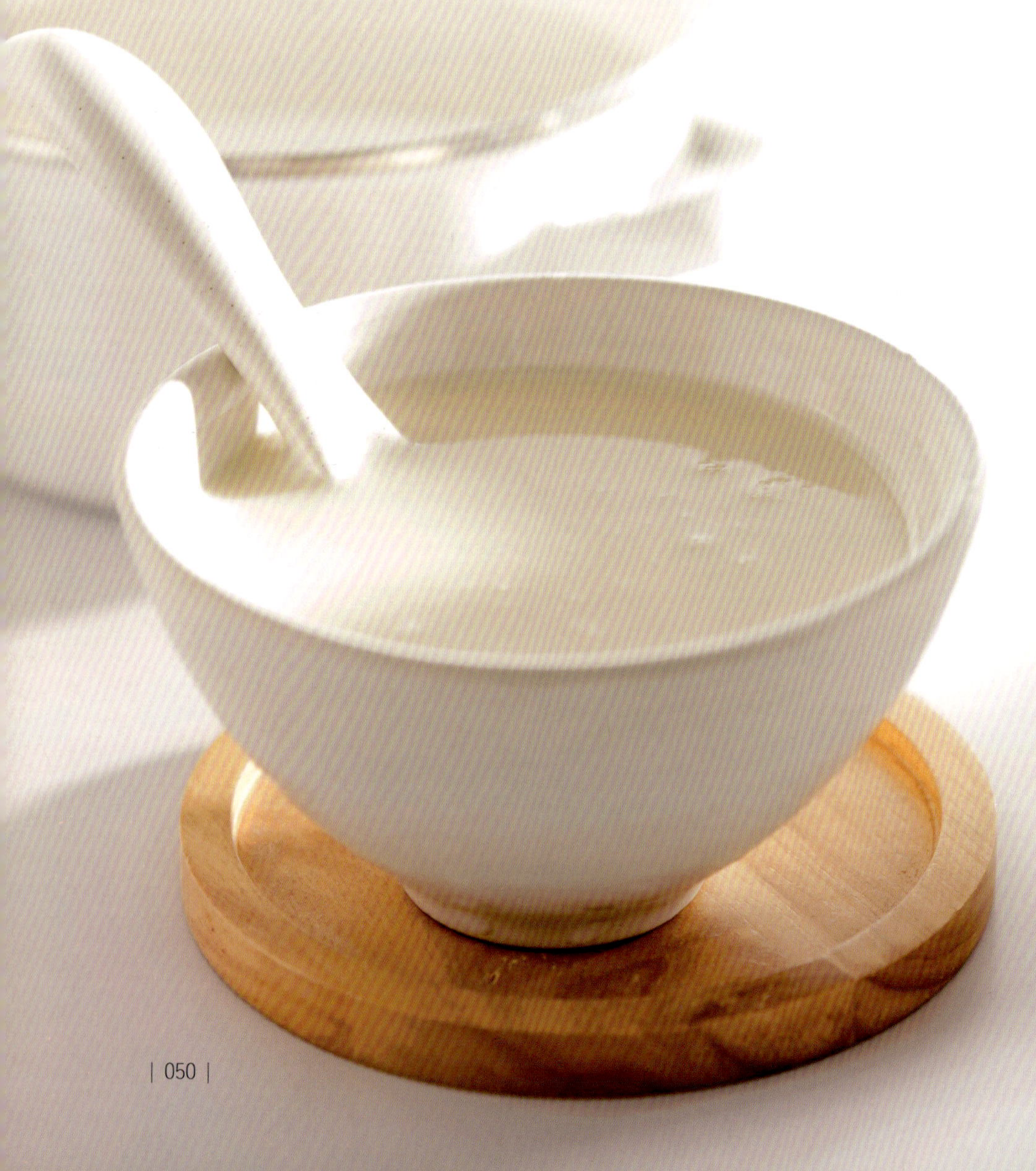

大豆中富含蛋白质、钙、卵磷脂，及容易被人体吸收利用的铁，是功用强大的健康食品。

根据研究，大豆中所含的皂苷可延缓人体的衰老过程；大豆卵磷脂可帮助人体清除血管壁上的胆固醇，防止血管硬化；大豆蛋白质具有保护心血管的功效，可以提高高密度脂蛋白胆固醇，降低低密度脂蛋白胆固醇，大豆中所含的大豆异黄酮还能延缓女性围绝经期，减轻围绝经期不适。

此外，大豆中还含有铁、磷，对于缓解贫血、神经衰弱都有一定的作用。除了营养价值高外，高蛋白质成分能预防癌症、骨质疏松症等疾病，同时大豆异黄酮也是“激素补充疗法”的最佳替代物质。

大豆豆浆中富含B族维生素、维生素E及硒，具有抗氧化功效，能抗衰老。不但如此，大豆豆浆中含有卵磷脂，卵磷脂是构成人体细胞膜、神经组织的主要成分，是生命的基础物质，有很强的健脑作用。卵磷脂经消化后，参与合成乙酰胆碱，这是一种人类思维记忆功能中的重要物质，在大脑神经元之间起着“联络”作用，所以常喝豆浆可以健脑益智。

益寿 营养黑豆浆

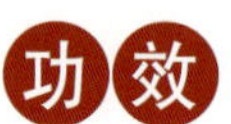

黑豆是营养价值较高的食品，它不但含有比牛奶高出十二倍的蛋白质，所含脂肪主要是不饱和脂肪酸，而且不含胆固醇，能帮助人体降低血胆固醇，是非常棒的营养食品。黑豆的功效还有很多，例如黑豆所含的皂苷有促进脂肪分解并且抑制脂肪吸收的作用，卵磷脂可以预防阿尔茨海默病，提升大脑功能、预防老化；还含有抗氧化的维生素E、促进肠道健康的纤维素等。黑豆富含锌、铜、镁、钼、硒等，这些矿物质能延缓人体衰老。另外，黑豆皮含有抗氧化剂——花青素，能清除体内自由基，具有抗癌、延年益寿的功效。黑豆的功效对于现代人来说，是一大福音，因为针对现代人常见的高血压病、高脂血症、动脉硬化、脑卒中、阿尔茨海默病、便秘、肥胖等病，黑豆都具有一定的预防功效。

传统做法

材料

黑豆300克

做法

1 黑豆洗净，放入锅内，用清水浸泡5小时，至豆子膨胀即可。

2 将黑豆以“1杯黑豆、1杯水”的比例放入搅拌机中，搅至最细（没有颗粒）。

3 以滤网滤去残渣，留下生豆浆。

4 将生豆浆倒入锅中，加入相同分量的开水，以木勺搅拌，大火煮开。

5 关火，关火后勿搅拌，直至放凉。

6 捞去豆浆上的豆腐皮，即可食用。

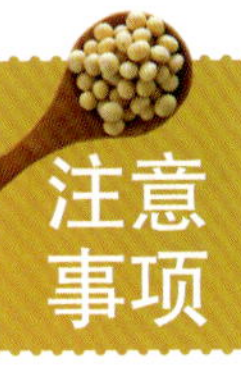

注意事项

要特别注意的是生黑豆中含有胰蛋白酶抑制剂，会降低蛋白质的吸收与利用，另外，它所含的红细胞凝集素则会影响人体正常的生理功能。因此，在食用黑豆时，必须要经过烹煮，千万不要听信偏方而直接生吞，以免造成健康上的损失。

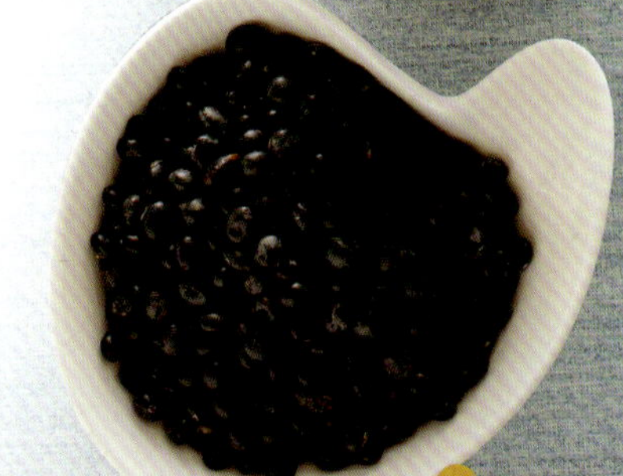

使用豆浆机

材料

黑豆300克

做法（材料分两次制作）

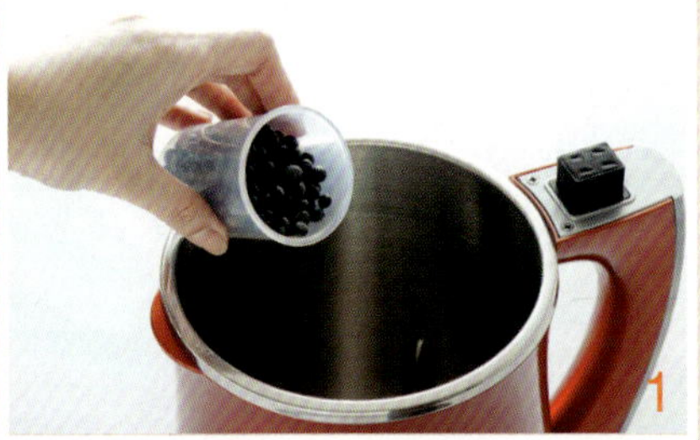

1 黑豆洗净后，将1杯半黑豆倒入全自动豆浆机中。

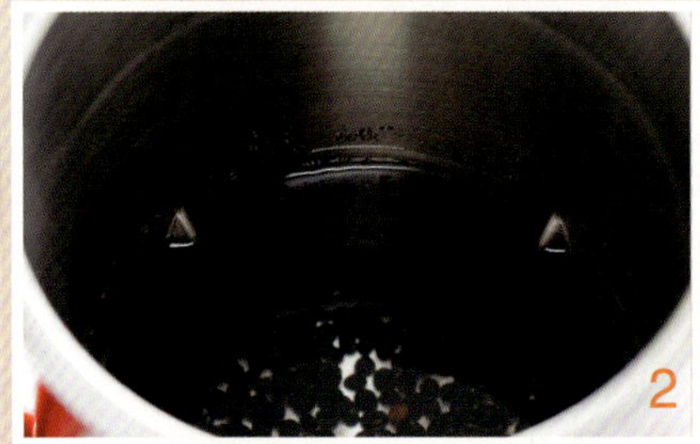

2 加入水，至标准水位。

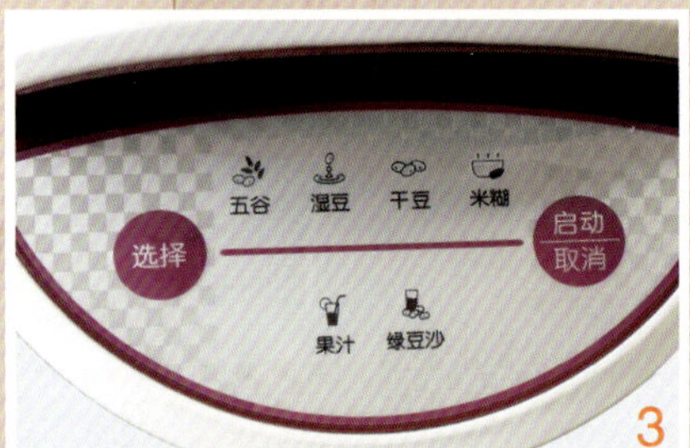

3 放上豆浆机机头，插上电源线，按下“干豆”操作键，待听到提示音后即成。可以直接饮用，或用滤网过滤后饮用。

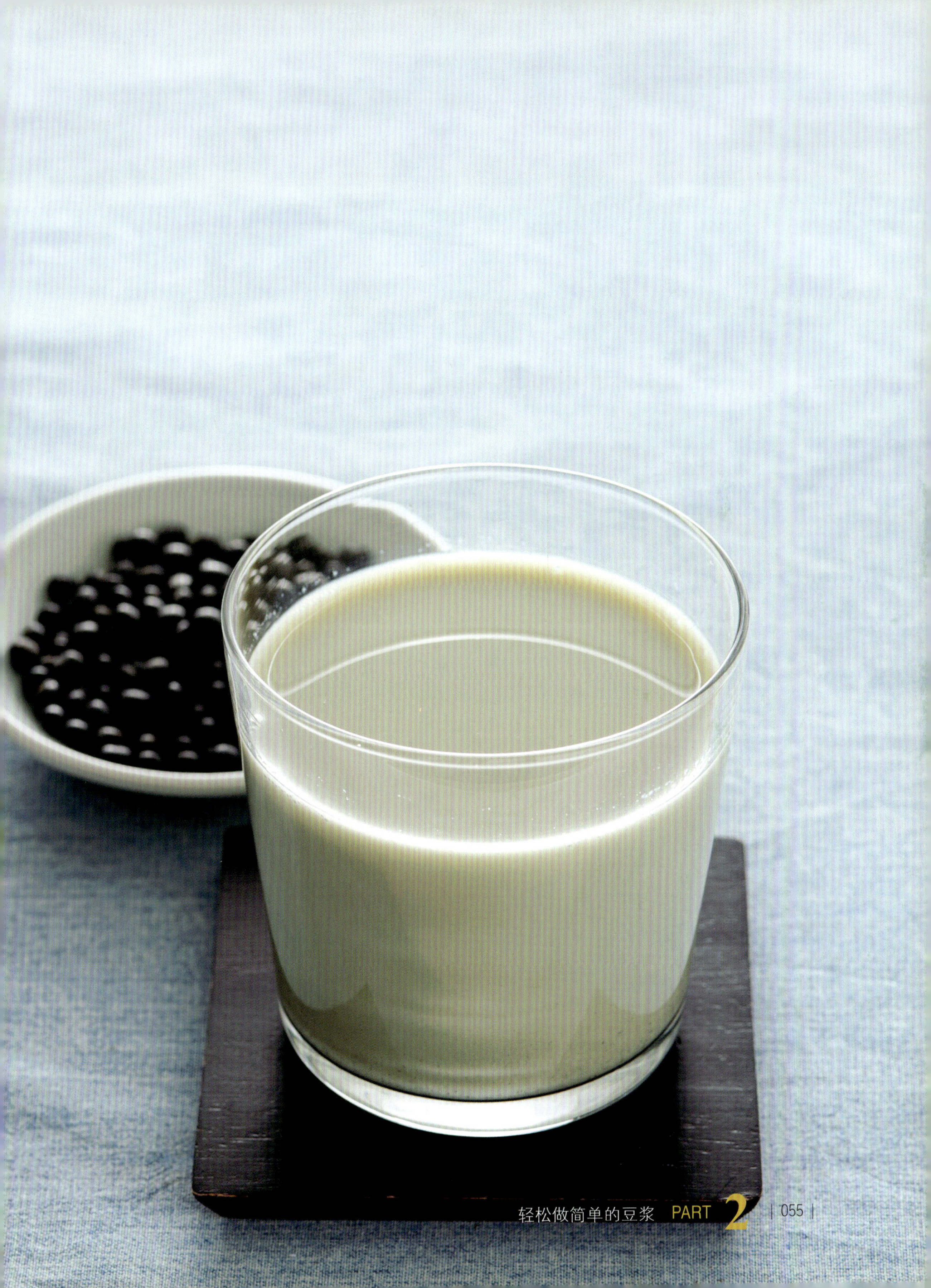

利尿消肿 美颜红豆浆

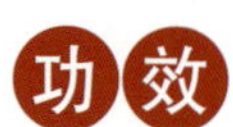

红豆的营养含量丰富，属于低脂肪、高蛋白的豆类，含有纤维素、脂肪、蛋白质、碳水化合物、B族维生素、维生素E及钾、钙、铁、磷、锌等。《本草纲目》作者李时珍还将红豆誉为“心之谷”，可见红豆对于人体健康的功效很大。

红豆含铁丰富，不但能补血，还能净化血液，促进血液循环、增强抵抗力。除此之外，红豆还能解除心脏的疲劳感，有利尿消肿的功效。中医认为红豆具有消浮肿、利尿、清热解毒、健脾止泻、治疗脚气的功能。

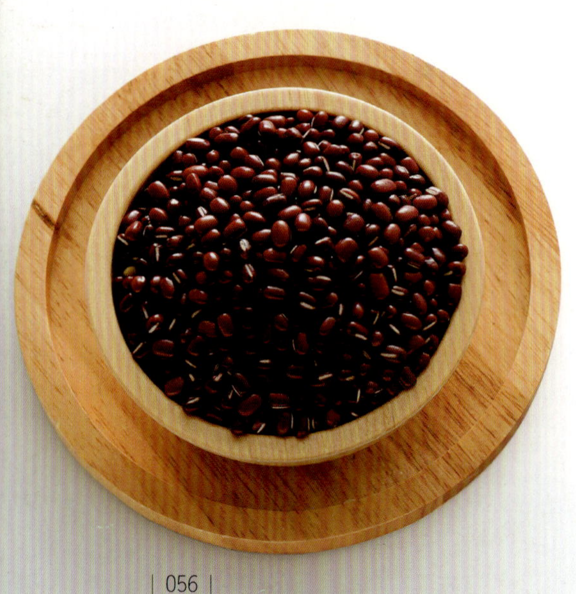

传统做法

材料

黄豆150克、红豆150克

做法

1 红豆、黄豆洗净，分别放入锅内，用清水浸泡5小时，至膨胀即可。

2 将红豆放入电饭锅蒸熟，再以“1杯红豆、2杯水”的比例放入搅拌机中，搅至最细（没有颗粒）。

3 将黄豆以“1杯黄豆、1杯水”的比例放入搅拌机中，搅至最细（没有颗粒）。

4 分别以滤网滤去残渣，留下两种生豆浆。

5 将两种生豆浆倒入同一锅中，加入相同分量的开水，以木勺搅拌，大火煮开。

6 关火，勿搅拌，直至放凉。

7 捞去豆浆上的豆腐皮，即可食用。

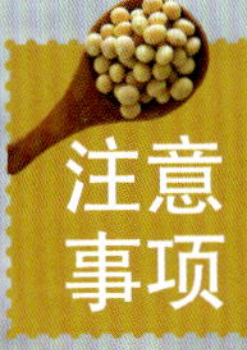

注意事项

因为红豆所含的铁相当丰富，因此要避免与会阻碍铁吸收的红茶、咖啡或含有丰富维生素E与锌的食品一起食用，以免破坏铁的吸收。此外，因为红豆具有相当好的利尿功效，因此尿频的人不宜多食。

使用豆浆机

材料

黄豆150克、红豆150克

做法

1 黄豆洗净后，以1杯半的量倒入全自动豆浆机中，加入水至标准水位，放上豆浆机机头，插上电源线，按下“干豆”操作键，待听到提示音后即可。

2 红豆洗净后，以1杯半的量倒入全自动豆浆机中，加入水至标准水位，放上豆浆机机头，插上电源线，按下“干豆”操作键，待听到提示音后即可。

3 混合两种豆浆即可以直接饮用，或用滤网过滤后饮用。

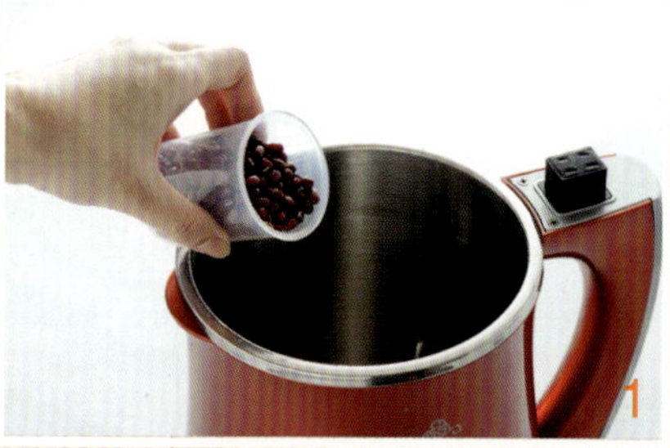
1

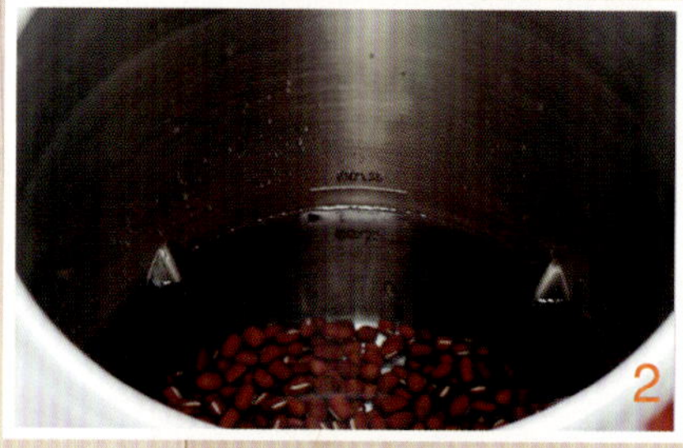
2

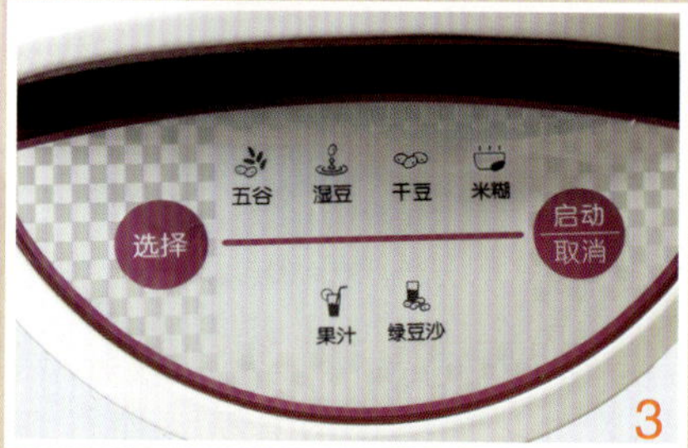

3

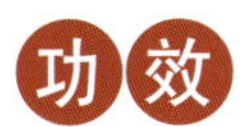

解毒 退火绿豆浆

功效

绿豆富含维生素A、维生素B_1、维生素B_2、维生素B_3、维生素E、钙、磷、铁、纤维素、胡萝卜素等营养素，其中纤维素能够促进胃肠蠕动及促进排便，维生素A、B族维生素、维生素E对于抗老化及养颜美容多有助益。中医认为绿豆性寒，可清热解毒，缓解大便干燥、牙痛、咽喉肿痛等上火症状。

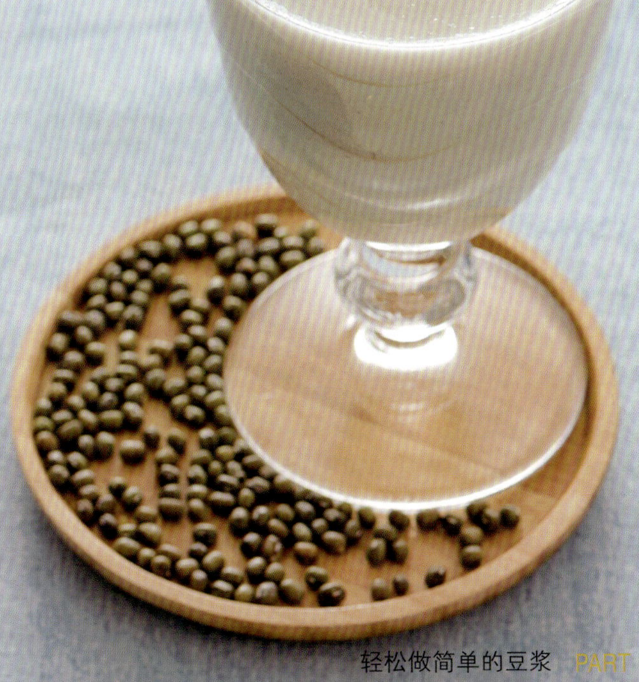

传统做法

材料

黄豆150克、绿豆150克

做法

1 绿豆、黄豆洗净，分别放入锅内，用清水浸泡5小时，至膨胀即可。

2 将绿豆放入电饭锅，在外锅加1杯水蒸熟，再以“1杯绿豆、2杯水”的比例放入搅拌机中，搅至最细（没有颗粒）。

3 将黄豆以“1杯黄豆、1杯水”的比例放入搅拌机中，搅至最细（没有颗粒）。

4 分别以滤网滤去残渣，留下两种生豆浆。

5 将两种生豆浆倒入同一锅中，加入相同分量的开水，以木勺搅拌，大火煮开。

6 关火，勿搅拌，直至放凉。

7 捞去豆浆上的豆腐皮，即可食用。

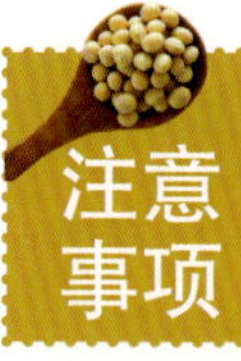

注意事项

*绿豆性寒，能利尿，因此尿频或体质虚的人不宜过量食用。此外，绿豆具有解毒的功效，因此正在服用中药的人，应该避免食用绿豆，以免使中药的药效受到影响。

*绿豆中含有丰富的维生素与有机酸，这些物质很容易因为加热时间过长而遭到破坏，进而降低绿豆清热解毒的功效，因此要特别注意绿豆炖煮的时间不宜过长。

使用豆浆机

材料

黄豆150克、绿豆150克

做法

1 黄豆洗净后，以1杯半的量倒入全自动豆浆机中，加入水至标准水位，放上豆浆机机头，插上电源线，按下“干豆”操作键，待听到提示音后即可。

2 绿豆洗净后，以1杯半的量倒入全自动豆浆机中，加入水至标准水位，放上机头，插上电源线，按下“干豆”操作键，待听到提示音后即可。

3 混合两种豆浆后即可以直接饮用，或用滤网过滤后饮用。

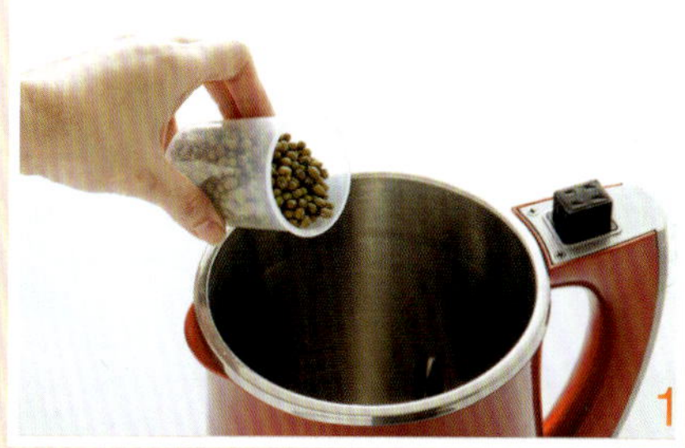
1

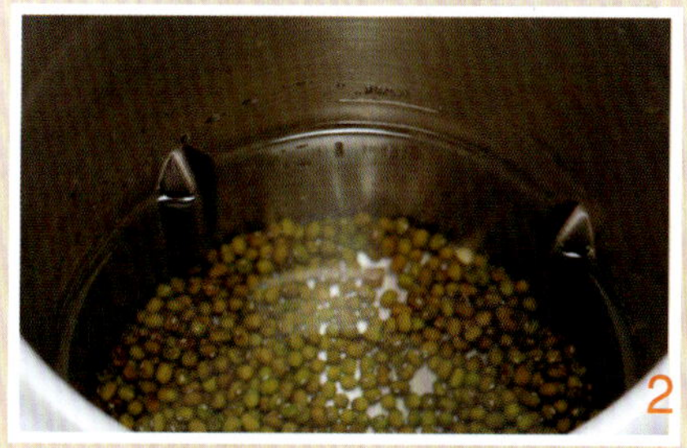
2

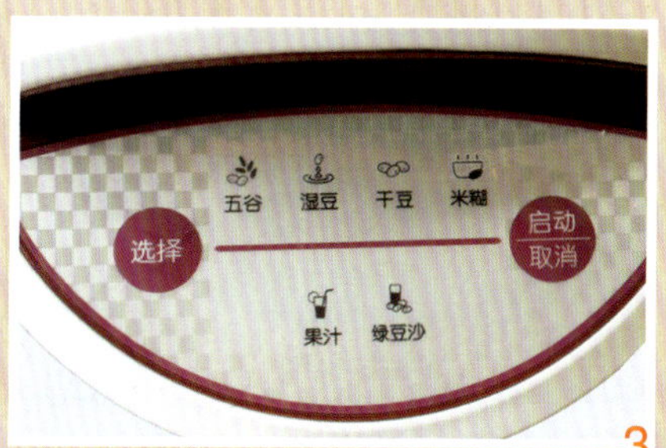

3

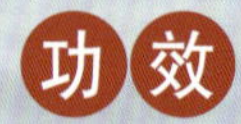

解郁开心果豆浆

功效

开心果具有保护心脏的功效，因为它含有精氨酸，能降低血脂、预防心脏病，减少动脉硬化的发生，并缓解精神压力造成的急性不良反应。开心果中含有花青素，花青素是天然抗氧化剂；还含有叶黄素，能保护视网膜。

这道牛奶开心果豆浆主要的功效是调理肾、肺功能、解除郁闷，使人保持愉快的心情。

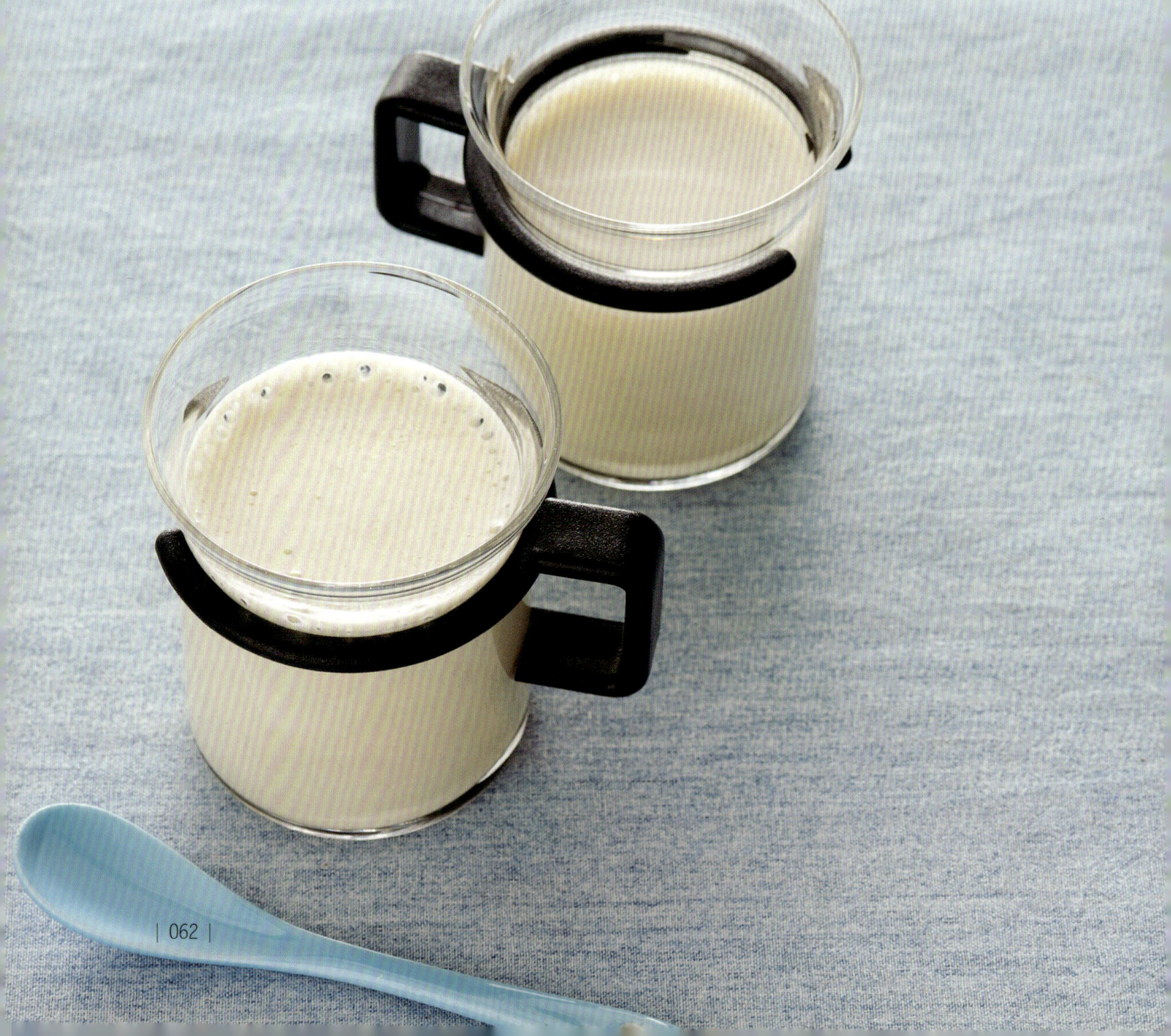

传统做法

材料

黄豆150克、开心果30克、牛奶250毫升

做法

1 黄豆、开心果洗净，用清水浸泡5小时；开心果剥去壳备用。

2 将黄豆以“1杯黄豆、1杯水”的比例放入搅拌机中，搅至最细，（没有颗粒）。

3 将开心果以“1杯开心果、1杯水”的比例放入搅拌机中，搅至最细（没有颗粒）。

4 将两种浆分别以滤网滤去残渣，留下生的浆汁。

5 将两种浆汁倒入同一锅中，加入相同分量的开水，以木勺搅拌，大火煮开。

6 关火，关火后再勿搅拌，直至放凉。

7 捞去豆浆上的豆腐皮，即可食用。

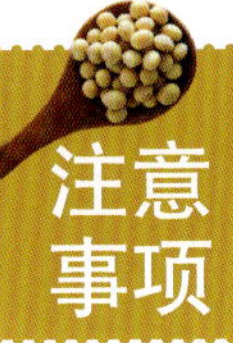

注意事项

开心果所含的热能很高，含有较多的脂肪，血脂较高、节食减肥中的人不宜多食。此外，开心果的果仁呈现绿色时最为新鲜，如果果仁已经变成黄色，表示储藏的时间太久已经变质，不宜食用，以免危害健康。

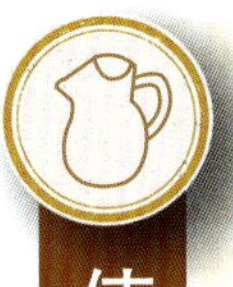

使用豆浆机

做法

1 开心果洗净剥去壳，黄豆洗净。将黄豆和开心果倒入全自动豆浆机中。

2 加入牛奶及水至标准水位。

3 放上豆浆机的机头，插上电源线，按下“干豆”操作键，待听到提示音后即成。可以直接饮用，或用滤网过滤后饮用。

营养均衡 健康牛奶豆浆

功效

牛奶中含有人体所需的八种氨基酸，主要的功用是提供人体营养。牛奶中有多种脂肪酸和少量磷脂，对于大脑具有保健作用。牛奶中有一种碳水化合物——乳糖。乳糖有帮助人体吸收钙、镁、铁、锌的功用，因此，它对于婴幼儿的智力发展是一种重要的营养素，并能预防佝偻病。除此之外，牛奶中含有丰富的维生素A、维生素D、维生素E、维生素K、维生素B_1、维生素B_2、维生素B_{12}、泛酸等，都是维持人体健康所需的。

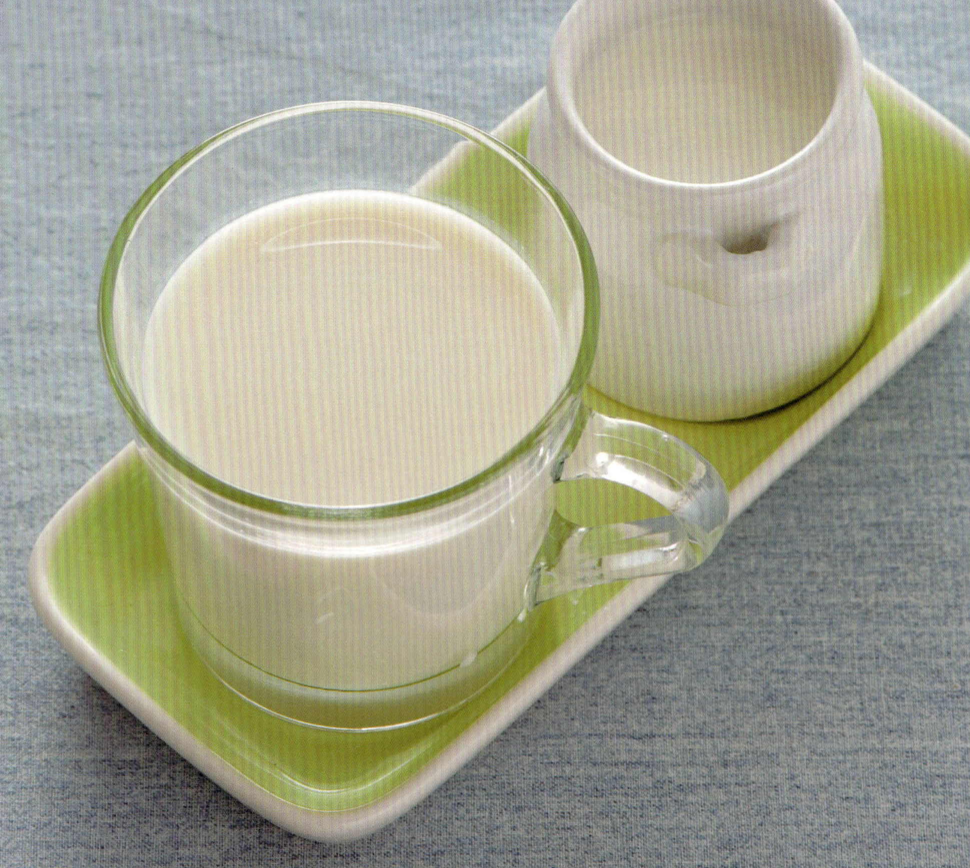

传统做法

材料

黄豆300克、牛奶150毫升

做法

1 黄豆洗净，放入锅内，用清水浸泡5小时，至黄豆膨胀即可。

2 将黄豆以“1杯黄豆、1杯水”的比例放入搅拌机中，搅至最细（没有颗粒）。

3 以滤网滤去残渣，留下生豆浆。

4 将生豆浆倒入锅中，加入牛奶及150毫升的开水，以木勺搅拌，大火煮开。

5 关火，关火后再勿搅拌，直至放凉。

6 捞去豆浆上的豆腐皮，即可食用。

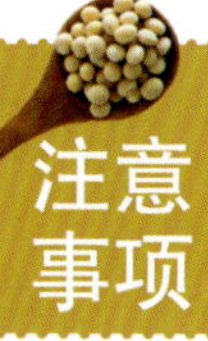

注意事项

中老年人体内可能缺乏乳糖酶，不宜喝过量的牛奶。此外，缺铁性贫血患者、腹部手术后的患者、肾结石患者、胆囊炎患者、胰腺炎患者、乳糖不耐受者都不宜喝牛奶。

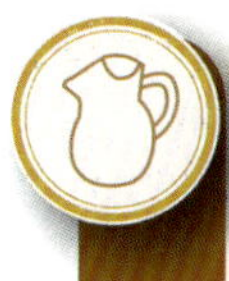

使用豆浆机

做法（材料分两次制作）

1 黄豆洗净后，将1杯半的量倒入全自动豆浆机中。

2 加入1/2量牛奶及水至标准水位。

3 放上豆浆机机头，插上电源线，按下“干豆”操作键，待听到提示音后即可。可以直接饮用，或用滤网过滤后饮用。

强健骨骼 健体青豆浆

功效

青豆中所含的营养成分有碳水化合物、纤维素、维生素A、维生素K等。其中维生素K可以帮助人体将吸收的钙存留在骨骼内，对于维持人体骨骼健康很重要。除此之外，青豆富含不饱和脂肪酸和卵磷脂，可以帮助我们保持血管的弹性、强健大脑及预防脂肪肝。青豆还能够降低罹患癌症的概率，因为它富含异黄酮、皂苷、胰蛋白酶抑制剂、钼、硒等成分，对于肠癌、前列腺癌、皮肤癌、食道癌等可能有一定的抑制作用。

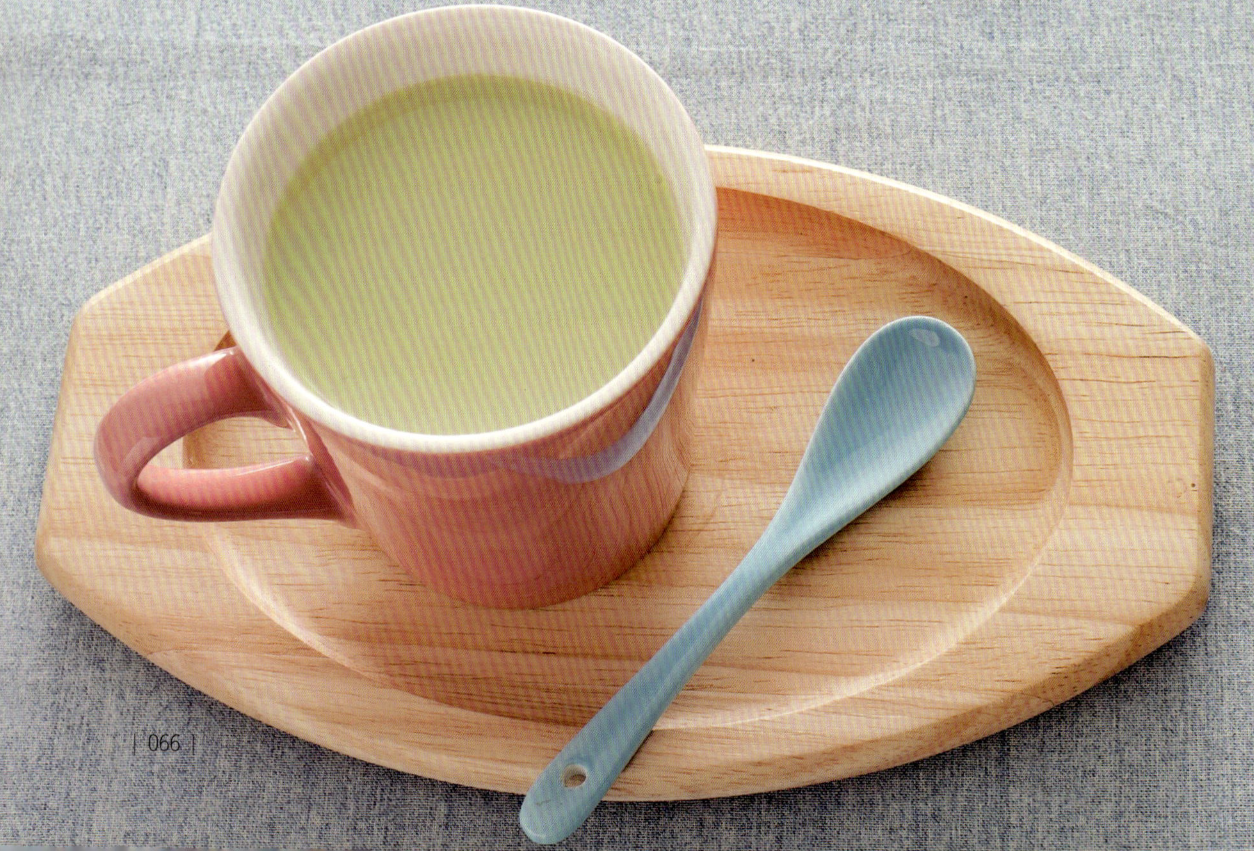

传统做法

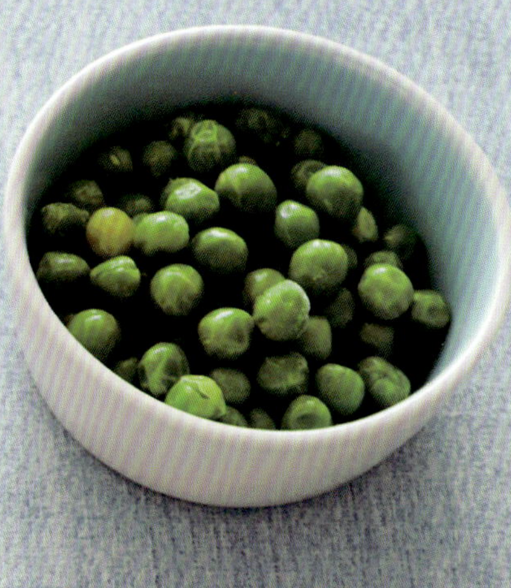

材料

黄豆250克、青豆50克

做法

1 将黄豆洗净，放入锅内，倒进水浸泡5小时，至膨胀；青豆洗净即可。
2 以“1杯黄豆、1杯水”的比例放入搅拌机中，放入青豆搅至最细（没有颗粒）。
3 以滤网滤去残渣，留下生浆。
4 将生浆倒入锅中，加入相同分量的开水，以木勺搅拌，大火煮开。
5 依个人喜好加入细砂糖，搅拌均匀之后立即关火，关火后再勿搅拌，直至放凉。
6 捞去豆浆上的豆腐皮，即可食用。

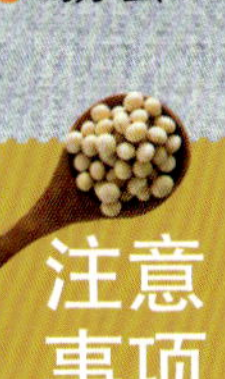

注意事项

除了痰湿、阳虚体质的人，或对青豆过敏的人之外，一般人都可以食用青豆。

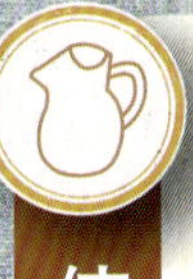

使用豆浆机

做法（材料分两次制作）

1 黄豆洗净。将黄豆1/2量及青豆1/2量倒入全自动豆浆机中。
2 加入水至标准水位。
3 放上豆浆机机头，插上电源线，按下“干豆”操作键，待听到提示音后即可。可以直接饮用，也可过滤后饮用。

通便 润肠豌豆浆

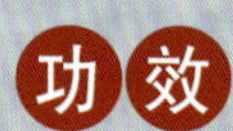

新鲜的豌豆中富含维生素C、β-胡萝卜素，铁、钾等矿物质，以及丰富的纤维素。纤维素具有促进胃肠蠕动、预防便秘、清洁肠道的功效。

中医认为，豌豆性平味甘，入脾、胃、大肠经，具有和中益气、利尿、解疮毒、通乳消胀等功效。相较于一般蔬菜，豌豆具有促进新陈代谢、抗菌消炎的功效。它所含有的维生素C，能美白肌肤、抗衰老，并且抵抗自由基的侵入、破坏。

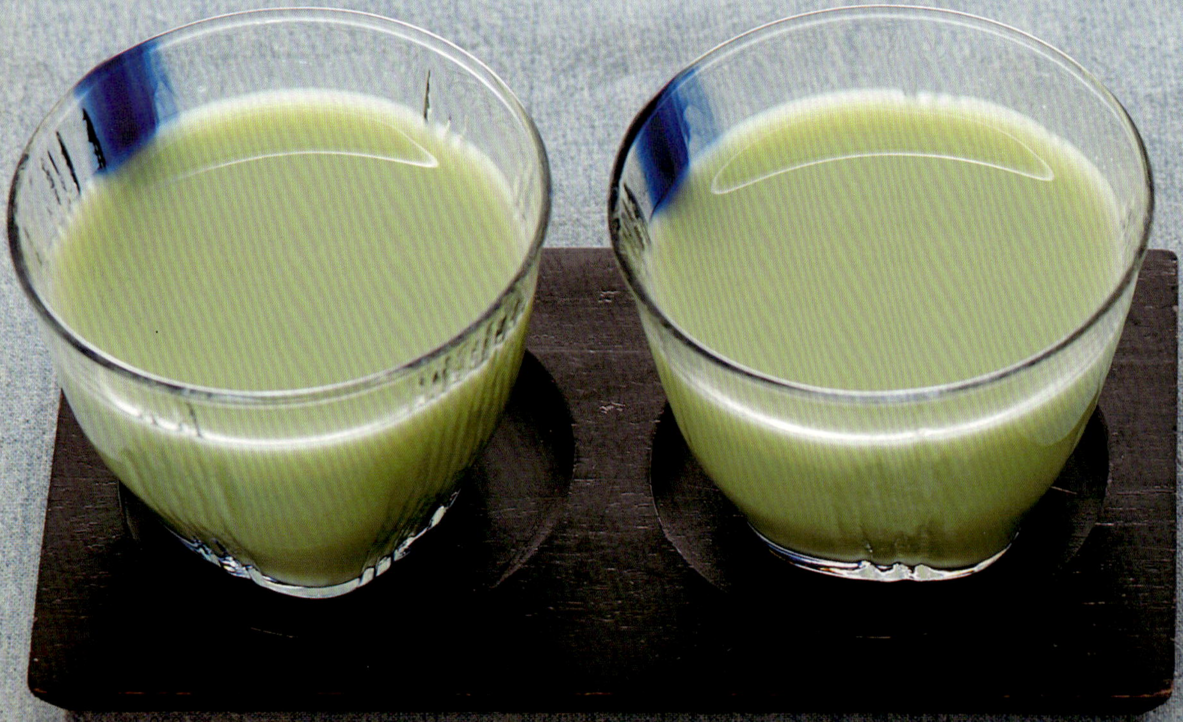

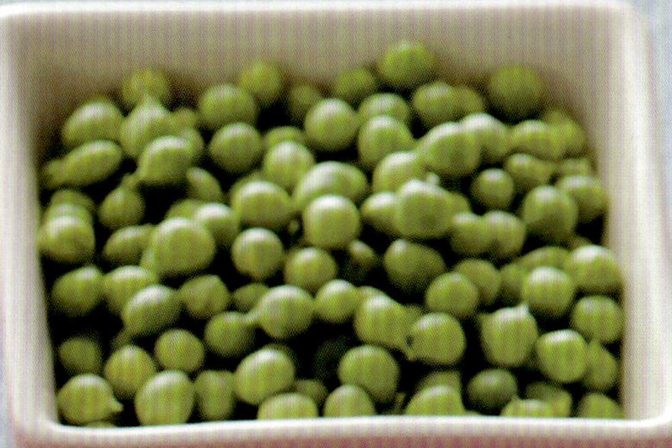

传统做法

材料

黄豆300克、豌豆50克

做法

1 将黄豆洗净，放入锅内，倒进水浸泡5小时，至豆子膨胀；豌豆洗净即可。
2 将黄豆以“1杯黄豆、1杯水”的比例放入搅拌机中，加入豌豆搅至最细，直至没有颗粒。
3 以滤网滤去残渣，留下生浆。
4 将生浆倒入锅中，加入相同分量的开水，以木勺搅拌，大火煮开。
5 关火，关火后再勿搅拌，直至放凉。
6 捞去豆浆上的豆腐皮，即可食用。

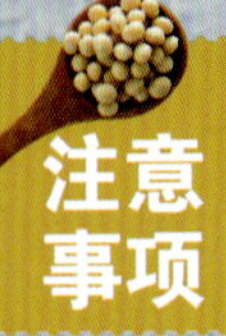

注意事项

食用过多豌豆容易引起腹胀，因此要注意每次食用的分量不宜超过80克。

使用豆浆机

做法（材料分两次制作）

1 黄豆洗净，将黄豆1/2量及豌豆1/2量倒入全自动豆浆机中。
2 加水至标准水位。
3 放上豆浆机机头，插上电源线，按下“干豆”操作键，待听到提示音后即可。可以直接饮用，也可过滤后饮用。

预防脑出血 软化血管荞麦豆浆

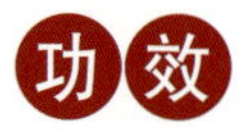

荞麦中除了含有B族维生素、维生素C、维生素E之外，还含有丰富的纤维素、蛋白质、脂肪、碳水化合物，特别是B族维生素中的维生素P，具有保护血管的功用。此外，荞麦中还含有钠、钾、钙、镁、磷、铁、锌等多种矿物质。苦荞麦中还多了一种芸香素，具有强化人体微血管及预防动脉硬化和高血压病的功效。这道荞麦白米豆浆具有降低人体血脂、软化血管、保护视力和预防脑出血的功效，尤其在冬天，这道饮品非常适合用来保健与预防。

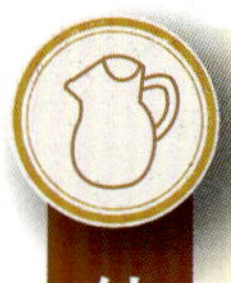

使用豆浆机

做法（材料分两次制作）

1 黄豆、白米、荞麦洗净。将黄豆1/2量、荞麦1/2量、白米1/2量倒入全自动豆浆机中。

2 加入水至标准水位。

3 放上豆浆机机头，插上电源线，按下“五谷”操作键，待听到提示音后即可。可以直接饮用，也可用滤网过滤后饮用。

传统做法

材料

黄豆250克、荞麦30克、白米60克

做法

1 黄豆洗净，用清水浸泡5小时备用。
2 白米、荞麦洗净，分别放入电锅，以煮饭方式煮熟。
3 以“1杯黄豆、1杯水”的比例将黄豆放入搅拌机中，加入白米、荞麦，搅至最细（没有颗粒）。
4 以滤网滤去残渣，留下生豆浆。
5 将生豆浆倒入锅中，加入相同分量的开水，以木勺搅拌，大火煮开。
6 关火，关火后再勿搅拌，直至放凉。
7 捞去豆浆上的豆腐皮，即可食用。

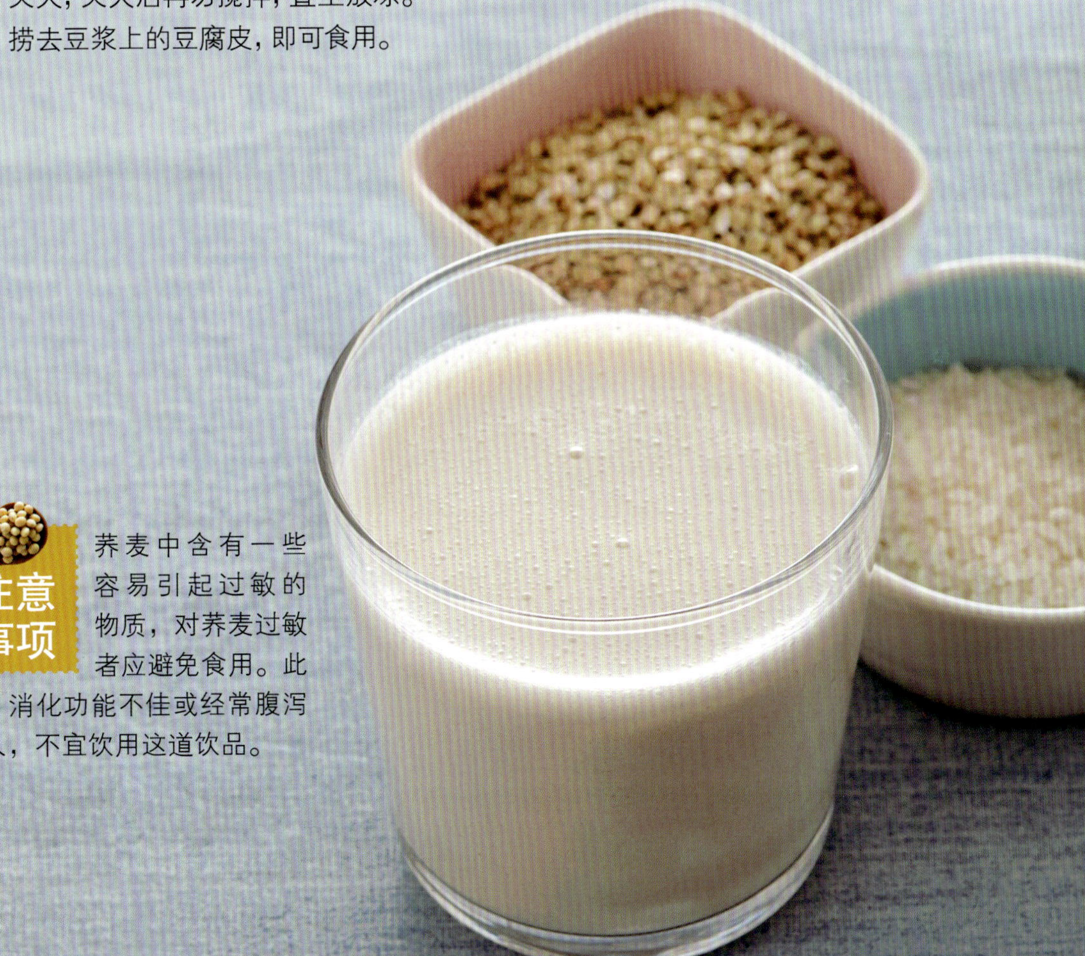

注意事项

荞麦中含有一些容易引起过敏的物质，对荞麦过敏者应避免食用。此外，消化功能不佳或经常腹泻的人，不宜饮用这道饮品。

抗过敏 止泻止痒莲藕豆浆

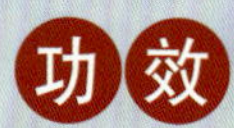

莲藕含有丰富的铁，可以改善缺铁性贫血；它所含的维生素C及纤维素，可以维护肝脏功能及预防便秘；它所含的丰富的单宁酸，具有收缩血管及止血作用，对于有瘀血或出血性病症的人非常适宜。它的成分还有淀粉、蛋白质、B族维生素、天门冬素、儿茶酚等，非常营养而且对身体有益，具有降胆固醇、预防高血压病与糖尿病的功效。这道莲藕白米豆浆具有维护肝脏健康、强健胃部功能、养血补益、止泻、抗过敏的功效，对于食欲缺乏、脾胃虚弱和患荨麻疹的人特别适合。

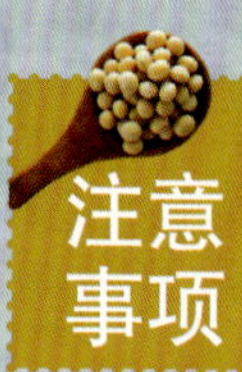

莲藕属寒性食物，经期中的女性或有痛经者不宜食用。此外，烹煮莲藕时忌用铁器。

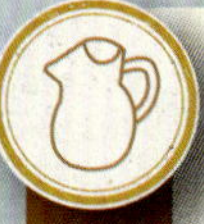

使用豆浆机

做法（材料分两次制作）

1 黄豆、白米洗净，莲藕洗净去皮。将黄豆1/2量、白米1/2量、莲藕1/2量倒入全自动豆浆机中。
2 加入水，至标准水位。
3 放上豆浆机机头，插上电源线，按下“五谷”操作键，待听到提示音后即可。可以直接饮用或过滤后饮用。

传统做法

材料

黄豆200克、白米90克、莲藕100克

做法

1 将黄豆洗净，倒入水浸泡5小时；白米洗净，莲藕洗净去皮，分别放入电饭锅，蒸熟备用。

2 将黄豆以“1杯黄豆、1杯水”的比例放入搅拌机中，加入白米、莲藕搅至最细（没有颗粒）。

3 以滤网滤去残渣，留下生豆浆。

4 将生豆浆倒入锅中，加入相同分量的开水，以木勺搅拌，大火煮开。

5 关火，关火后再勿搅拌，直至放凉。

6 捞去豆浆上的豆腐皮，即可食用。

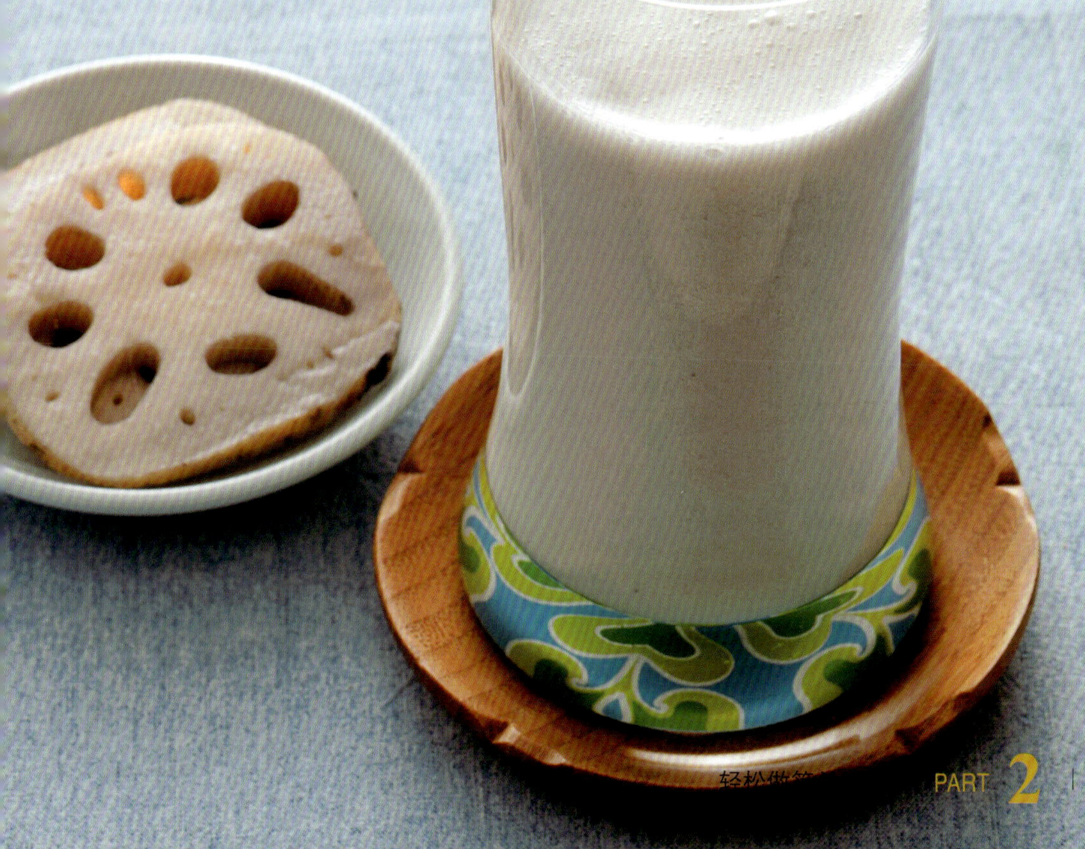

降血脂 通便玉米豆浆

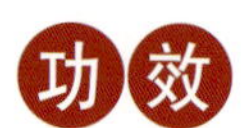

玉米含有丰富的蛋白质、亚油酸、卵磷脂、胡萝卜素、纤维素，还含有维生素A、维生素E等维生素，钾、硒、镁等矿物质，以及8种人体所需的氨基酸。玉米中的维生素B_3、维生素B_6，具有调节胃肠的功效，可以促进排便，促进人体代谢功能，对于预防便秘、肠炎等可能具有功效。

玉米中含有丰富的维生素C，不仅能抗氧化，还能够延缓衰老。长期食用玉米可以促进血脂下降，软化血管，预防心血管疾病的发生。研究发现，玉米中所含的酶，具有催化人体脂肪氧化分解的功效，对于肥胖者与老人的健康都很有帮助。

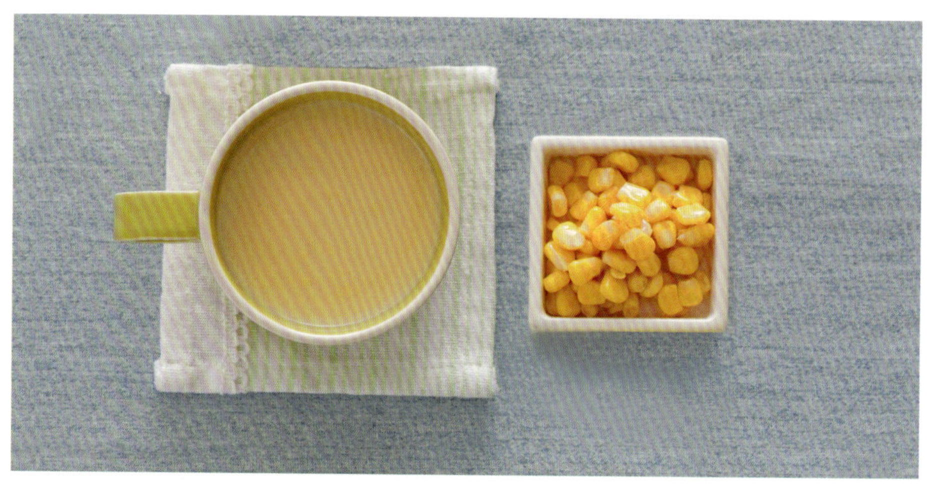

传统做法

材料

黄豆250克、玉米粒60克

做法

1 黄豆洗净，用清水浸泡5小时备用。
2 将黄豆以“1杯黄豆、1杯水”的比例放入搅拌机中，加入玉米粒搅至最细(没有颗粒)。
3 以滤网滤去残渣，留下生豆浆。
4 将生豆浆倒入锅中，加入相同分量的开水，以木勺搅拌，大火煮开。
5 关火，关火后再勿搅拌，直至放凉。
6 捞去豆浆上的豆腐皮，即可食用。

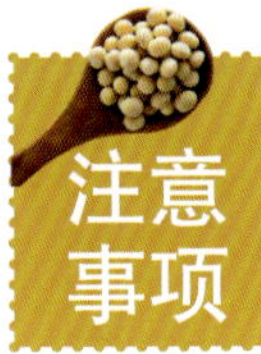

注意事项

鲜玉米不当存放过久容易产生霉菌，食用发霉的玉米可能诱发癌症，因此要特别注意玉米的新鲜度，以免影响健康。

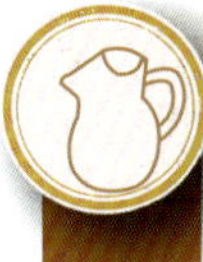

使用豆浆机

做法（材料分两次制作）

1 黄豆洗净。将黄豆1/2量、玉米粒1/2量倒入全自动豆浆机中。
2 加入水，至标准水位。
3 放上豆浆机机头，插上电源线，按下“干豆”操作键，待听到提示音后即可。可以直接饮用，或用滤网过滤后饮用。

润肤 青春花生豆浆

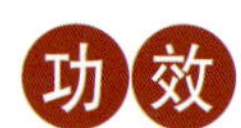

花生含有丰富的蛋白质及不饱和脂肪酸，营养价值不亚于肉类、鸡蛋及牛奶。

花生含有维生素E和锌，可以抗衰老，增强记忆力；它也含有维生素C，可以调节胆固醇代谢，预防动脉硬化、高血压病等疾病；它所含的硒及白藜芦醇，具有防癌的功效。就中医的观点来看，花生对于产后妇女，不仅能止血，还能促进乳汁分泌，营养非常丰富。

这道饮品不但能增强记忆、抗老化、延缓脑功能衰退、滋润皮肤、止血，而且还有助于预防动脉硬化、高血压病和冠状动脉粥样硬化性心脏病。

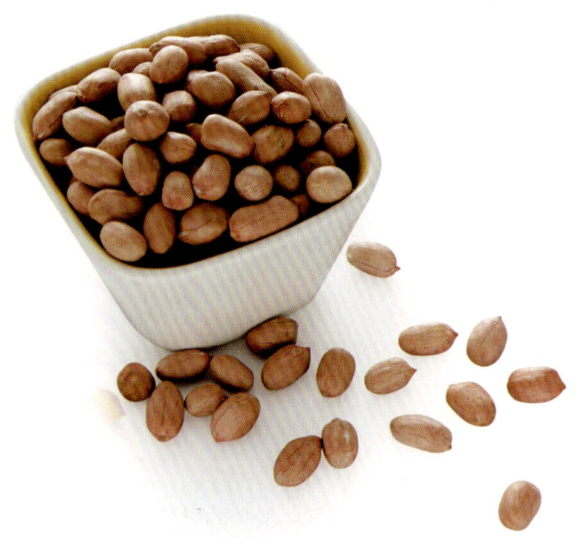

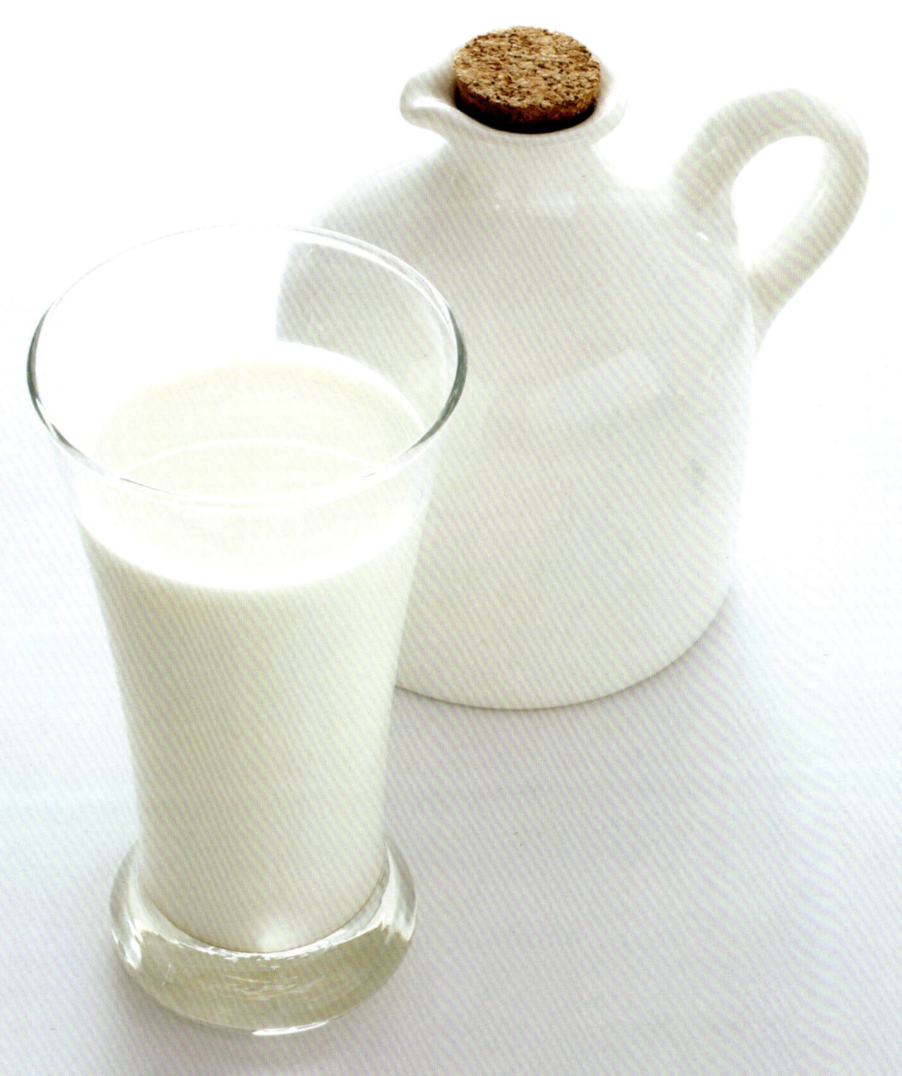

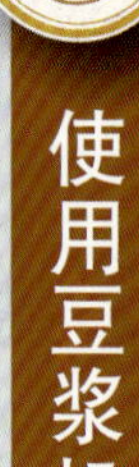

使用豆浆机

做法（材料分两次制作）

1 将花生洗净，去壳去皮；黄豆洗净。将黄豆1/2量及花生1/2量倒入全自动豆浆机中。

2 加入1/2量的牛奶及水至标准水位。

3 放上豆浆机机头，插上电源线，按下“干豆”操作键，待听到提示音后即可。可以直接饮用，或用滤网过滤后饮用。

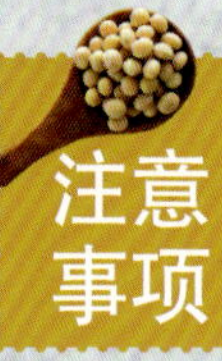

注意事项

由于花生在生长过程中容易感染黄曲霉，黄曲霉素是一种很强的致癌物质，因此绝对不要吃变质的花生。此外，具有过敏体质的孕妇，为避免造成胎儿过敏体质，在怀孕及哺乳期间也不适合吃花生；花生容易引起腹胀、上火，因此不宜过量食用。

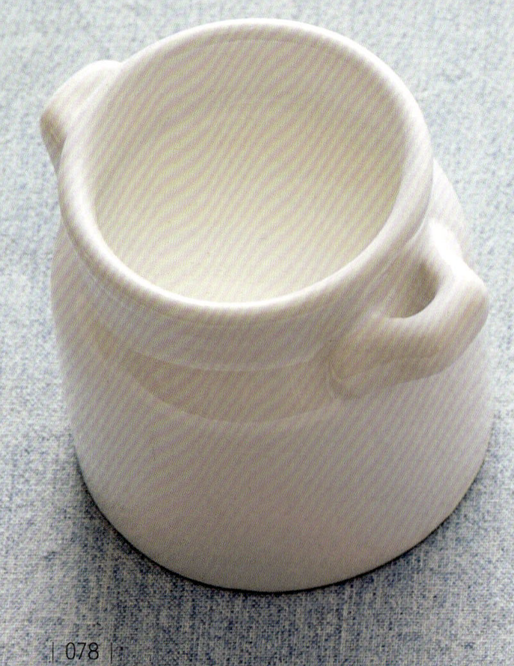

传统做法

材料

黄豆300克、花生60克、牛奶250毫升

做法

1 花生洗净，用温水泡4小时左右，去壳去皮；黄豆洗净，用清水浸泡5小时备用。
2 将黄豆以“1杯黄豆、1杯水”的比例放入搅拌机中，加入花生搅至最细（没有颗粒）。
3 以滤网滤去残渣，留下生豆浆。
4 将生豆浆倒入锅中，加入牛奶，以木勺搅拌，大火煮开。
5 关火，勿搅拌，直至放凉。
6 捞去豆浆上的豆腐皮，即可食用。

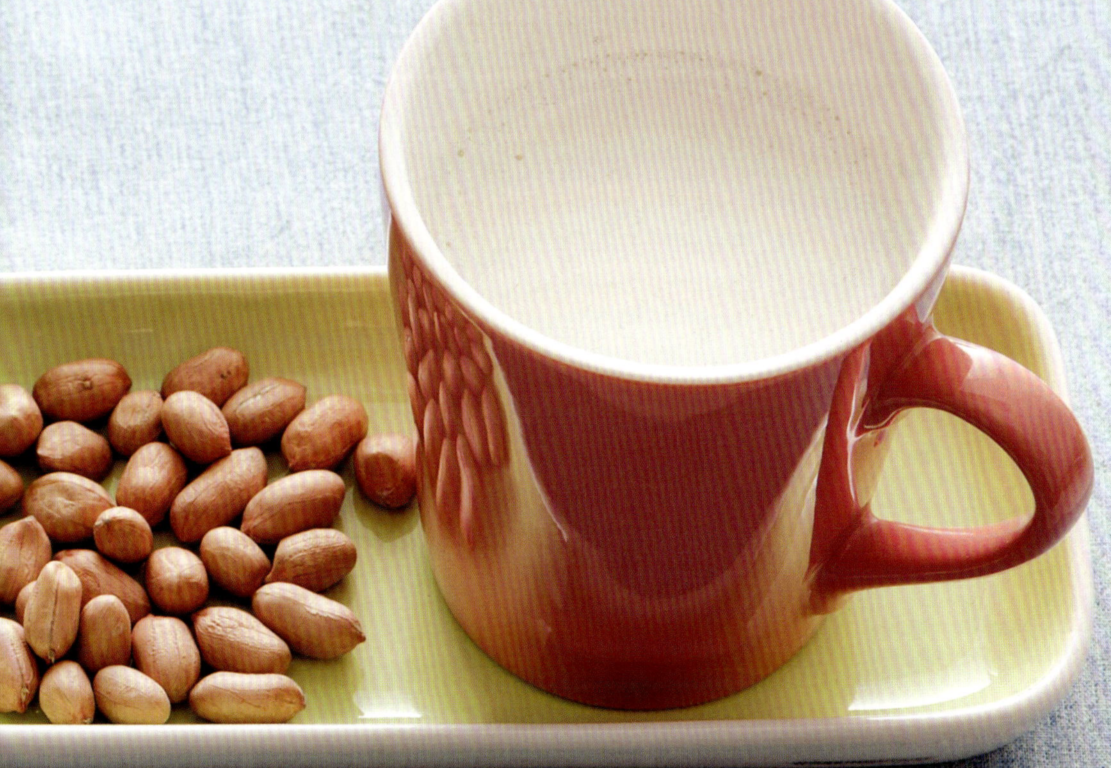

均衡营养 健体米香豆浆

功效

白米含有B族维生素、维生素E、碳水化合物、钙、磷、钾等营养素。其中维生素B_1对于碳水化合物的代谢有帮助；维生素E具有抗氧化、延缓衰老的功效。

白米中的蛋白质含量并不多，而且必需氨基酸不平衡，这道饮品中的黄豆所含的蛋白质恰好与白米搭配，形成均衡的营养。

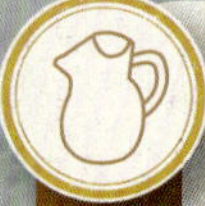

使用豆浆机

做法（材料分两次制作）

1. 黄豆、白米洗净。将黄豆1/2量及白米1/2量倒入全自动豆浆机中。
2. 加入水，至标准水位。
3. 放上豆浆机机头，插上电源线，按下“五谷”操作键，待听到提示音后即可。可以直接饮用，或用滤网过滤后饮用。

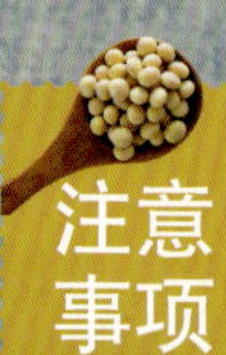

注意事项

这道饮品容易引起腹胀，有消化不良或患有慢性消化道疾病的人不宜饮用过量。

传统做法

材料

黄豆300克、白米30克

做法

1 黄豆洗净，用清水浸泡5小时；白米洗净，放入电饭锅煮熟后备用。
2 将黄豆以“1杯黄豆、1杯半水”的比例放入搅拌机中，加入白米搅至最细（没有颗粒）。
3 以滤网滤去残渣，留下生豆浆。
4 将生豆浆倒入锅中，加入相同分量的开水，以木勺搅拌，大火煮开。
5 关火，关火后再勿搅拌，直至放凉。
6 捞去豆浆上的豆腐皮，即可食用。

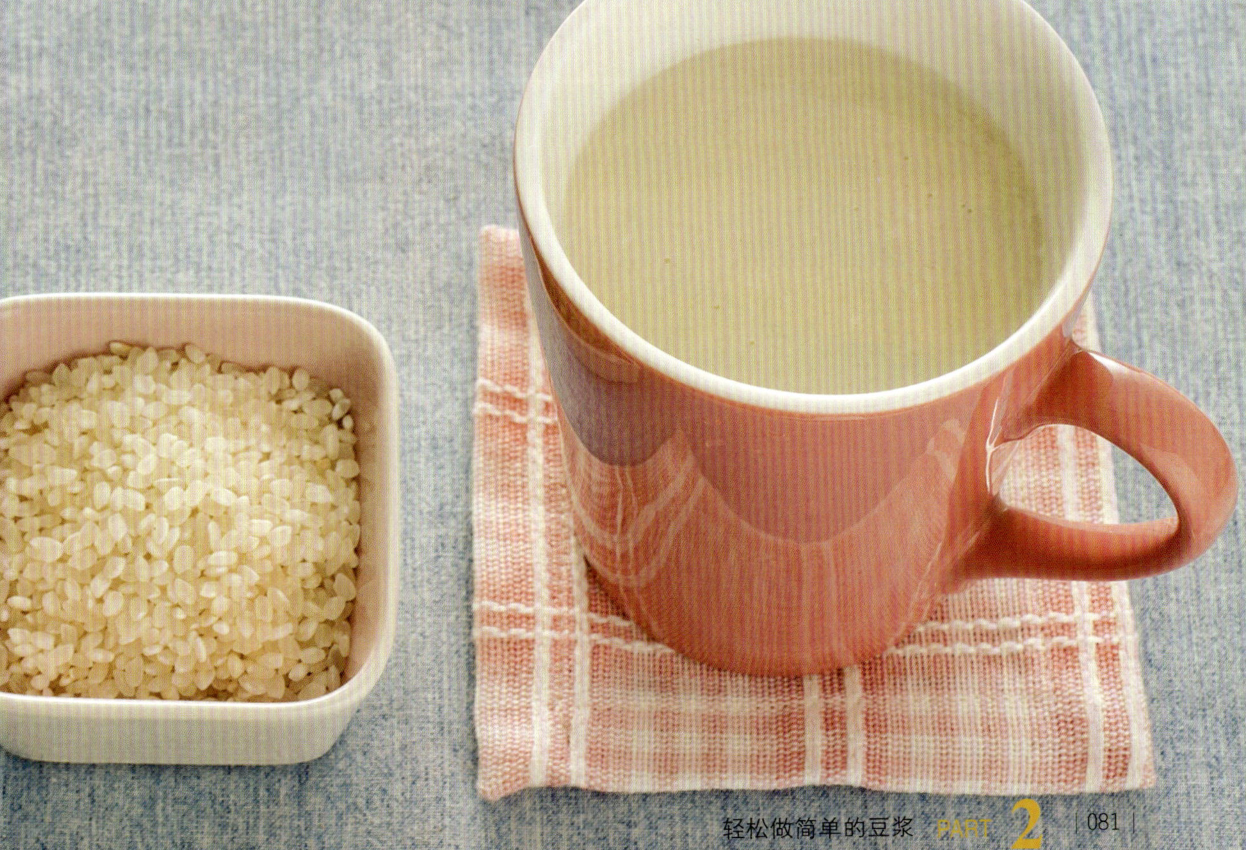

促进睡眠 润肠小米豆浆

功效

小米中含有维生素E、B族维生素，还含有磷、钙、铁、钾等矿物质，及碳水化合物等营养素。小米很容易消化，适合病后体虚者、产后妇女及腹泻的人食用。这道豆浆饮品含有丰富的纤维素，具有润肠通便、预防便秘的功效，更具有促进食欲、睡眠的效果。

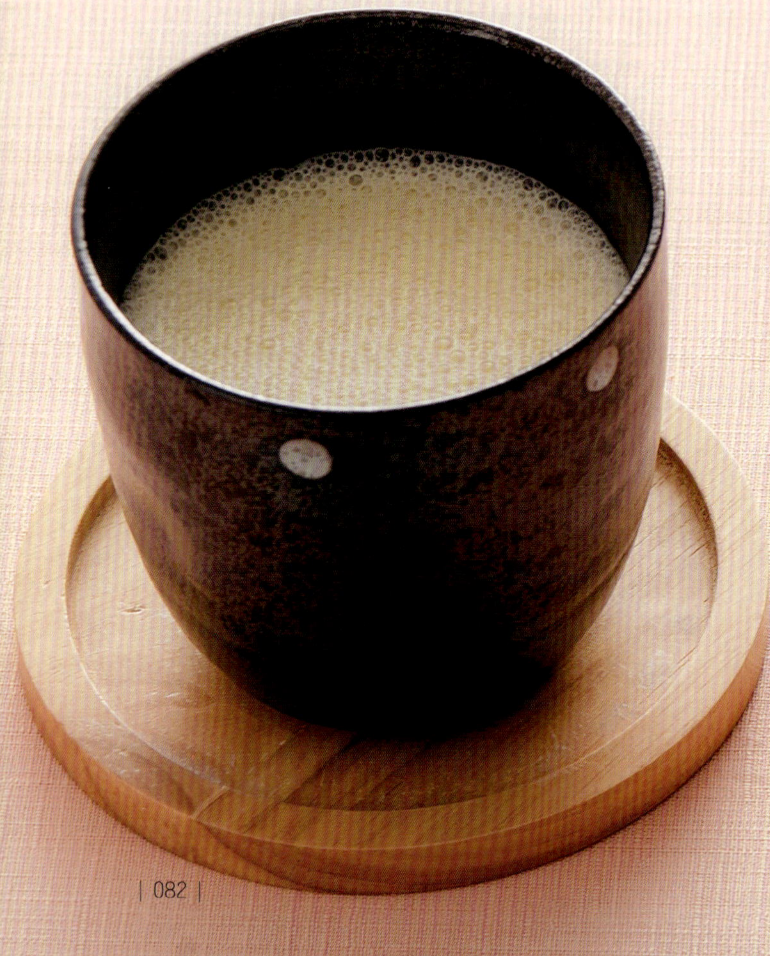

注意事项

小米不适合当主食，因为它的蛋白质成分不完整，赖氨酸含量也偏低，最好搭配鱼类、肉类一起食用，才不会造成营养不均衡的情况。此外，胃部虚冷的人也不宜食用过多。

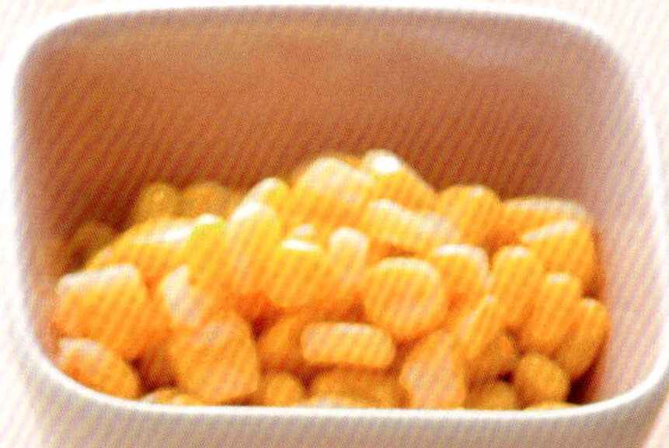
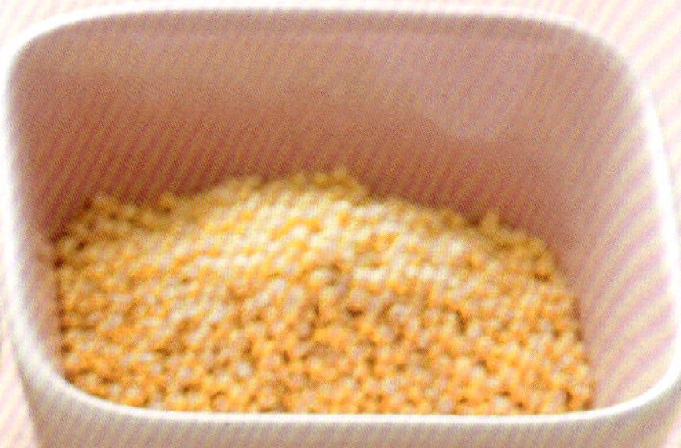

传统做法

材料

黄豆250克，玉米粒60克，小米30克

做法

1 将黄豆洗净，用清水浸泡5小时；小米洗净，用清水浸泡2小时，放入电饭锅蒸熟后备用。

2 将黄豆以“1杯半黄豆、1杯水”的比例放入搅拌机中，放入玉米粒及小米搅至最细（没有颗粒）。

3 以滤网滤去残渣，留下生豆浆。

4 将生豆浆倒入锅中，加入相同分量的开水，以木勺搅拌，大火煮开。

5 关火，关火后再勿搅拌，直至放凉。

6 捞去豆浆上的豆腐皮，即可食用。

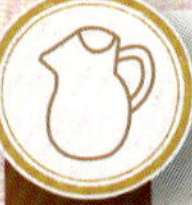

使用豆浆机

做法（材料分两次制作）

1 黄豆、小米洗净。将黄豆1/2量、玉米粒1/2量、小米1/2量倒入全自动豆浆机中。

2 加入水，至标准水位。

3 放上豆浆机机头，插上电源线，按下“五谷”操作键，待听到提示音后即可。可以直接饮用，或用滤网过滤后饮用。

安抚神经 生津小麦豆浆

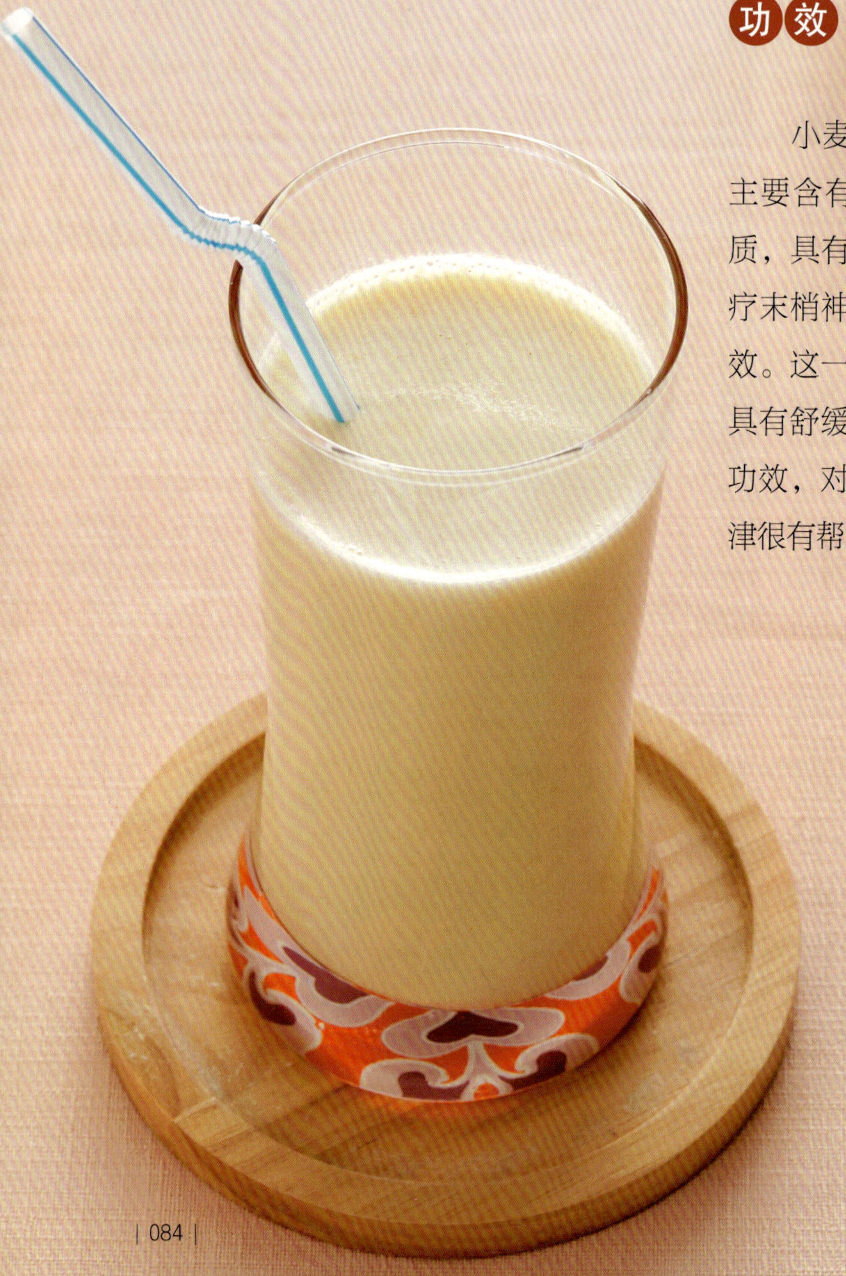

功效

小麦含有多种营养素，主要含有B族维生素和蛋白质，具有舒缓神经、辅助治疗末梢神经炎、脚气病等功效。这一道小麦玉米豆浆，具有舒缓神经、缓解失眠的功效，对于除热、止泻、生津很有帮助。

传统做法

材料

黄豆250克、玉米粒60克、小麦仁30克

做法

1 黄豆洗净，用清水浸泡5小时；小麦洗净，用清水浸泡2小时，放入电饭锅蒸熟后备用。

2 将黄豆以“1杯黄豆、1杯半水”的比例放入搅拌机中，加入小麦仁和玉米粒，搅至最细（没有颗粒）。

3 以滤网滤去残渣，留下生豆浆。

4 将生豆浆倒入锅中，加入相同分量的开水，以木勺搅拌，大火煮开。

5 关火，关火后再勿搅拌，直至放凉。

6 捞去豆浆上的豆腐皮，即可食用。

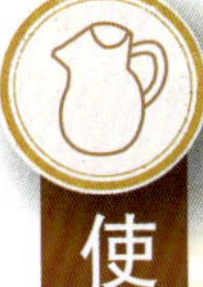

使用豆浆机

做法（材料分两次制作）

1 黄豆、小麦仁洗净。将黄豆1/2量、玉米粒1/2量、小麦仁1/2量倒入全自动豆浆机中。

2 加入水，至标准水位。

3 放上豆浆机机头，插上电源线，按下“五谷”操作键，待听到提示音后即可。可以直接饮用，或用滤网过滤后饮用。

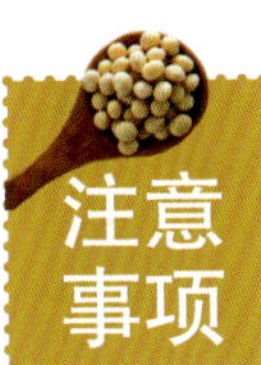

注意事项

小麦是世界上主要食物和营养来源之一。在美国，每100～200人中就有一人患有麸质过敏症，因为这些美国人对小麦食品过敏，因此对小麦食品过敏的人要谨慎。

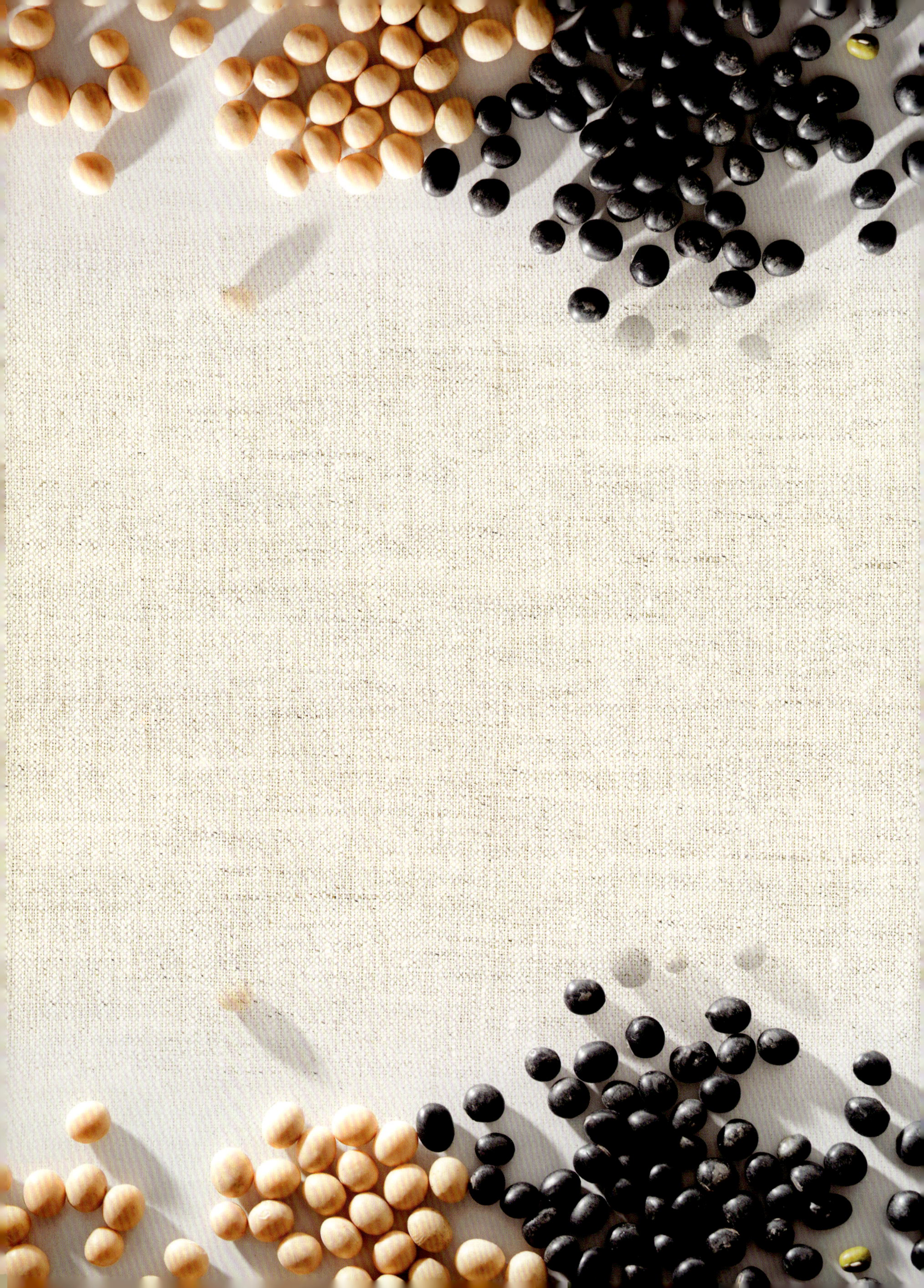

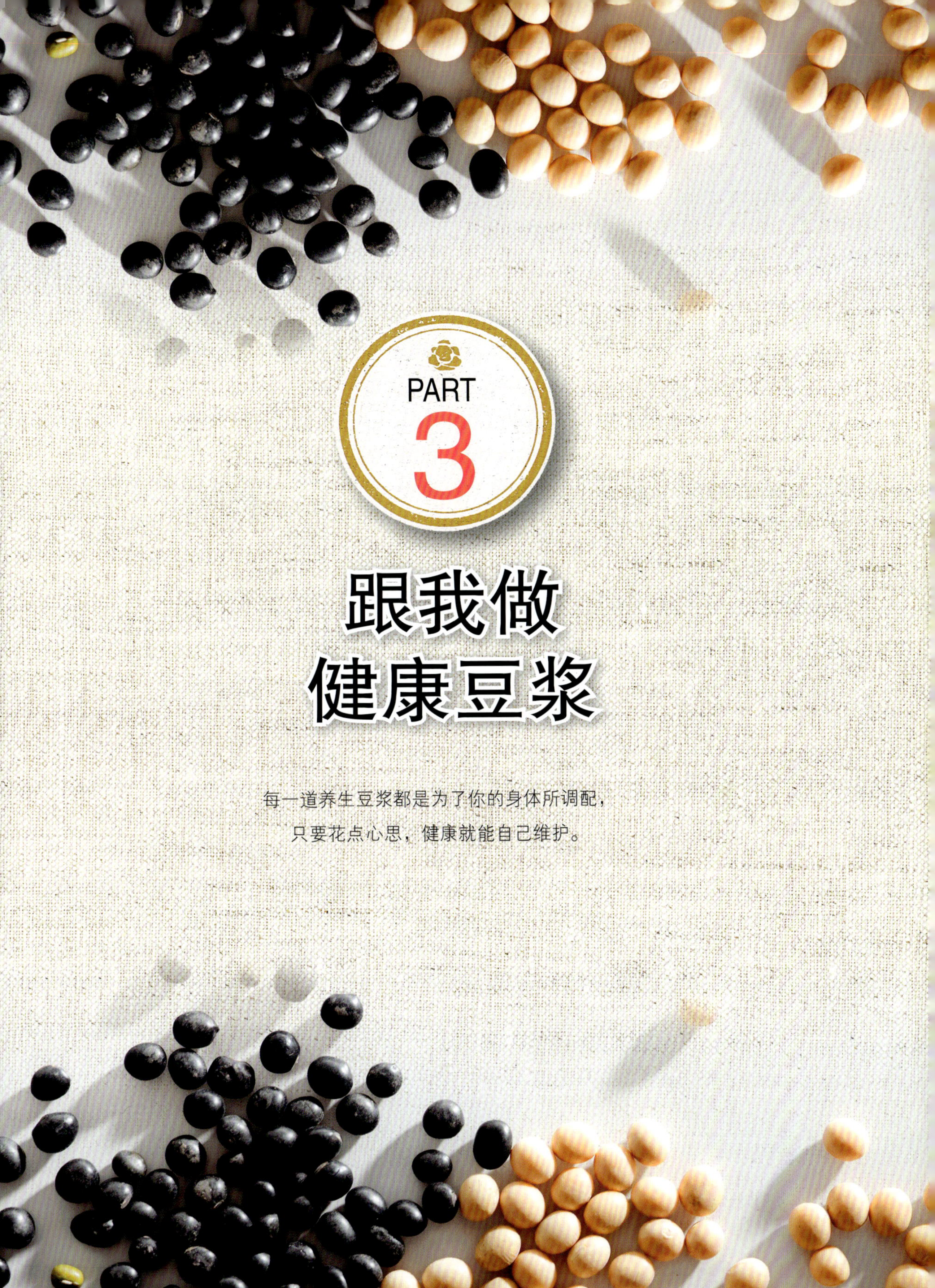

PART 3

跟我做 健康豆浆

每一道养生豆浆都是为了你的身体所调配，

只要花点心思，健康就能自己维护。

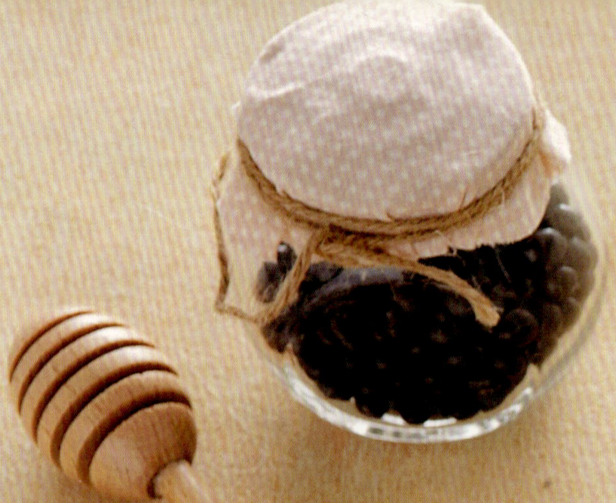

补肾 养血黑豆浆

功效

黑豆被中医誉为“肾之谷”，形状像肾，能健脾利水、补肾、益阴养血、祛风除热、润肺燥，且含有蛋白质、卵磷脂等，因此一直被视为“药食两相宜”。

古代医书记载，黑糯米能滋阴补肾、健身暖胃、明目活血、清肝润肠、补肺。

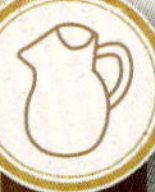

使用豆浆机

做法

1 将黑豆、黄豆、黑糯米洗净，倒入全自动豆浆机中。

2 加入水，至标准水位。

3 放上豆浆机机头，插上电源线，按下“五谷”操作键，待听到提示音后即可。可以放凉后加蜂蜜饮用，或用滤网过滤后，放凉再加蜂蜜饮用。

传统做法

材料

黑豆100克、黄豆100克、黑糯米40克、蜂蜜20克

做法

1 将黑豆、黄豆洗净，用清水泡5小时；黑糯米用清水泡2小时，捞起放入电饭锅中，以煮饭方式煮熟备用。

2 将黑豆以“1杯黑豆、1杯水”的比例放入搅拌机中，搅至最细（没有颗粒）。

3 将黄豆以“1杯黄豆、1杯水”的比例放入搅拌机中，再放入黑糯米、蜂蜜搅至最细（没有颗粒）。

4 分别以滤网滤去残渣，留下生豆浆，合于一处。

5 将生豆浆倒入锅中，加入相同分量的开水，以木勺搅拌，大火煮开后立即关火，关火后再勿搅拌，直至放凉。

6 捞去豆浆上的豆腐皮，即可食用。

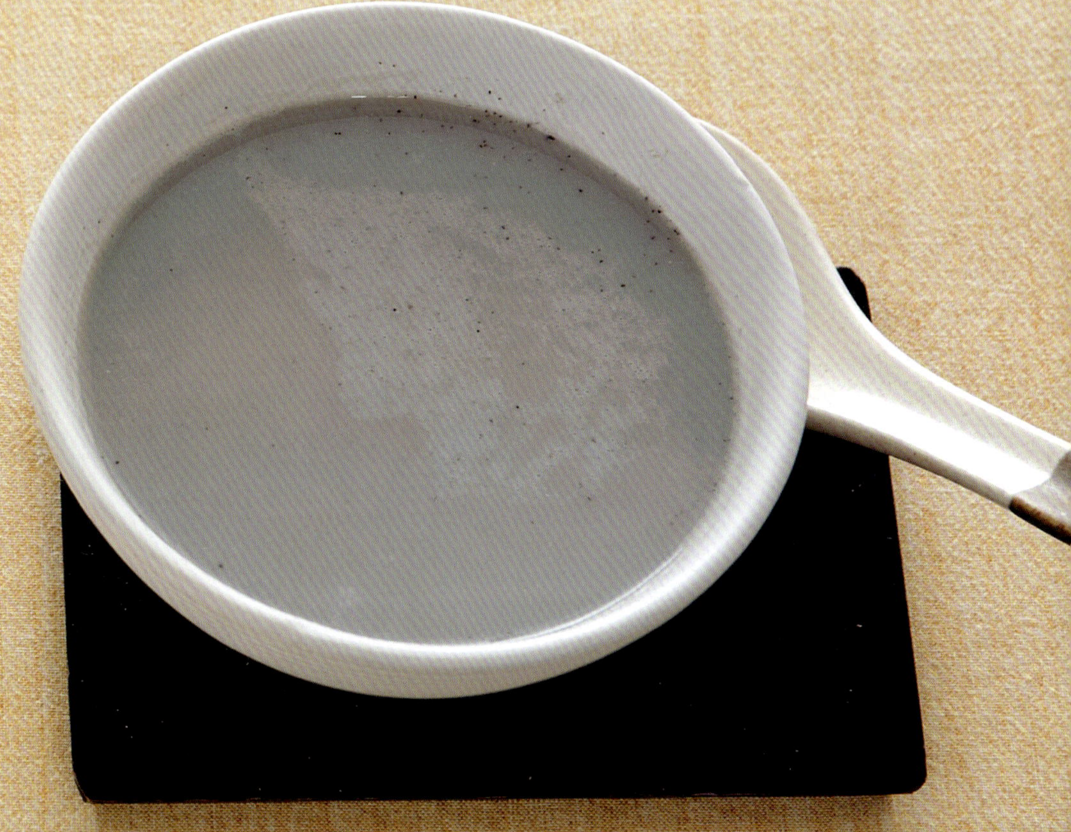

预防心脏疾病 安神红枣豆浆

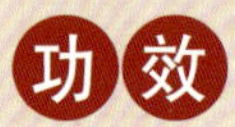

《本草纲目》提及红枣能健脾养胃、益血壮神，枸杞子则有滋补疗虚功效。这道豆浆能补虚益气、安神补肾，改善心肌营养，预防心血管疾病，适合心血管疾病患者饮用。

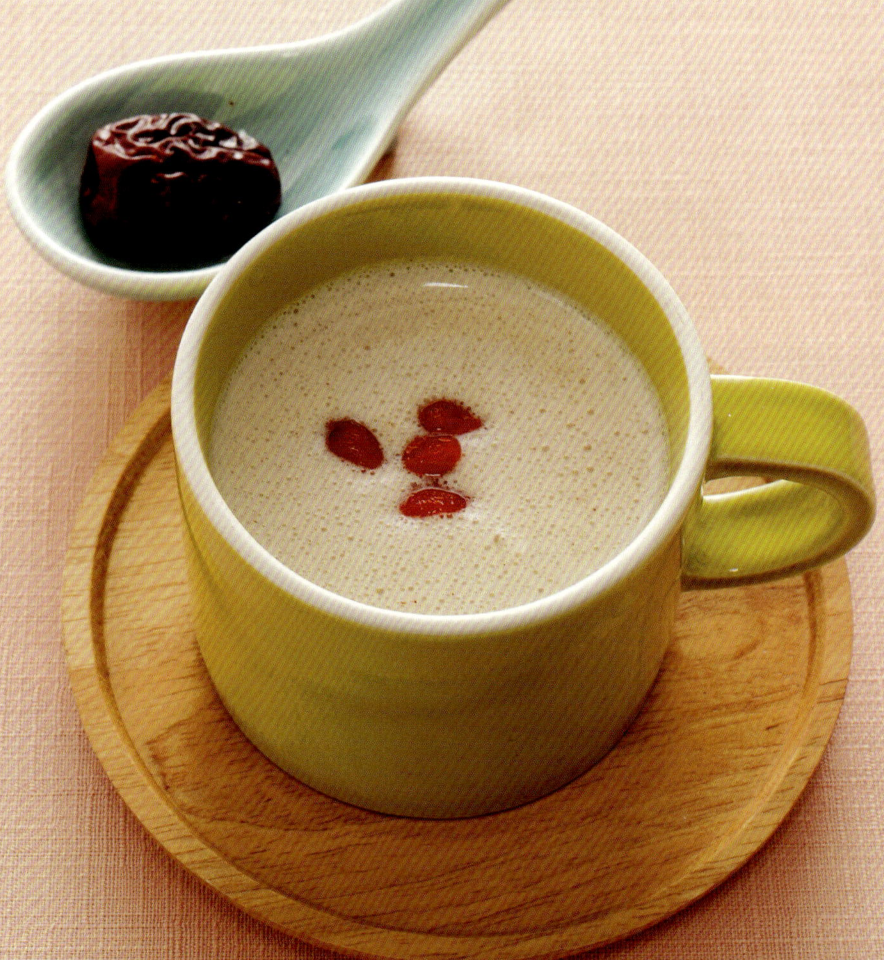

传统做法

材料

黄豆90克、红枣30克、枸杞子20克

做法

1 将黄豆洗净，用清水浸泡5小时；红枣和枸杞子洗净，红枣去核，枸杞子用清水泡软。

2 将黄豆以“1杯黄豆、1杯水”的比例放入搅拌机中，加入去核红枣搅至最细（没有颗粒）。

3 以滤网滤去残渣，留下生豆浆。

4 将生豆浆倒入锅中，加入相同分量的开水，以木勺搅拌，大火煮开。

5 撒上枸杞子后立即关火，关火后再勿搅拌，直至放凉。

6 捞去豆浆上的豆腐皮，即可食用。

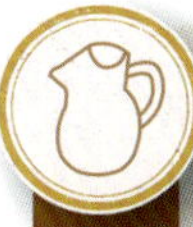

使用豆浆机

做法

1 黄豆、红枣和枸杞子洗净，红枣去核，枸杞子用清水泡软。将黄豆、去核红枣倒入全自动豆浆机中。

2 加入水，至标准水位。

3 放上豆浆机机头，插上电源线，按下“五谷”操作键，待听到提示音后即可，撒上枸杞子可以直接饮用，或用滤网过滤后饮用。

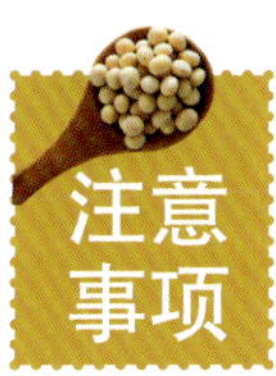

注意事项

很多人以为枸杞子、红枣可以一直食用，或随时来一杯，其实若是热性体质，很容易因此而上火，出现口干、便秘等现象。

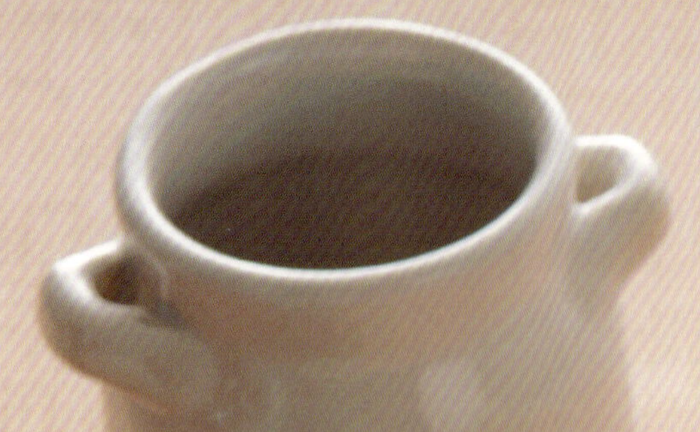

健脾胃 丰胸山药豆浆

功效

中医认为，山药味甘，性平，能补脾胃、止泻。山药含有淀粉酶，有益脾胃，若脾胃虚弱、气色黄、说起话来中气不足、食欲缺乏的腹泻患者食用，可以益气健脾。山药虽然能止泻，却不适用于急性胃肠炎患者。与白米饭相比，纤维素、钙或铁含量皆更胜一筹，同时，也具有丰胸效果，对于青春期的女生有帮助！

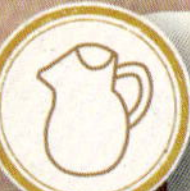

使用豆浆机

做法

1 黄豆洗净，山药去皮切成块，糯米洗净泡水。将黄豆、青豆、山药、糯米倒入全自动豆浆机中。

2 加入水，至标准水位。

3 放上豆浆机机头，插上电源线，按下“五谷”操作键，待听到提示音后即可。可以直接饮用，或用滤网过滤后饮用。

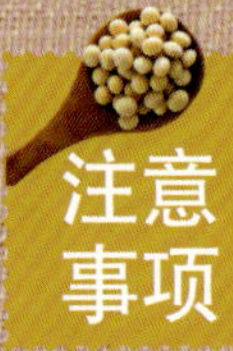

注意事项

当生豆浆加热到80~90℃的时候，会出现大量的白色泡沫，很多人误以为此时豆浆已经煮熟，但实际上这是一种“假沸”现象，此时的温度不能破坏豆浆中的皂苷物质。正确的煮豆浆方法应该是，在出现“假沸”现象后继续加热3~5分钟，使泡沫完全消失。

传统做法

材料

黄豆50克、青豆50克、新鲜山药50克、长糯米15克

做法

1 黄豆洗净，用清水浸泡5小时。长糯米洗净泡水，山药去皮切块，分别放入电饭锅，以煮饭方式煮熟。山药放入碗中捣成泥。青豆洗净备用。
2 将黄豆以“1杯黄豆、2杯水”的比例放入搅拌机中，加入山药泥、青豆、长糯米搅至最细（没有颗粒）。
3 以滤网滤去残渣，留下生豆浆。
4 将生豆浆倒入锅中，加入相同分量的开水，以木勺搅拌，大火煮开。
5 关火，关火后再勿搅拌，直至放凉。
6 捞去豆浆上的豆腐皮，即可食用。

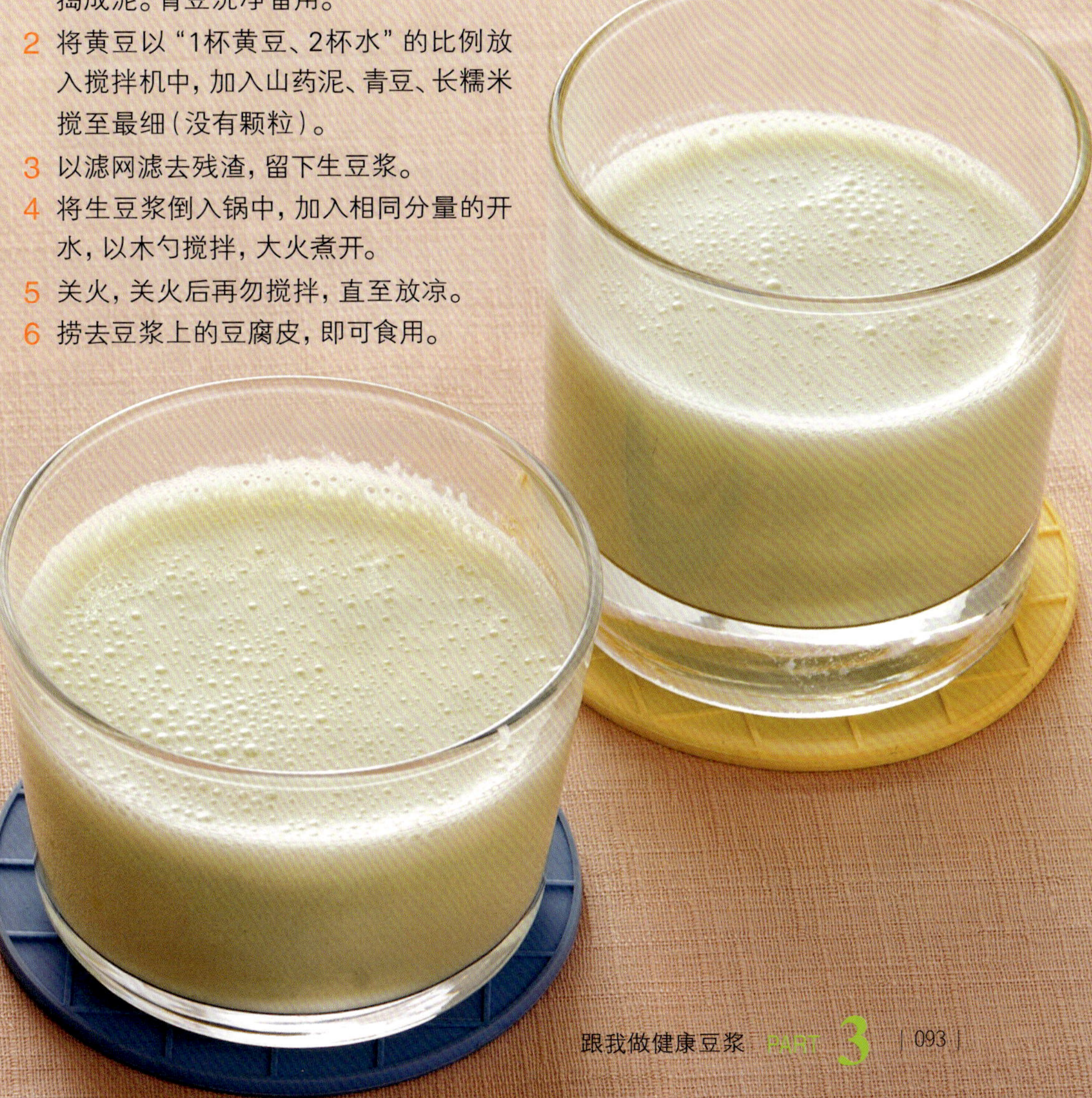

帮助代谢 解毒红薯豆浆

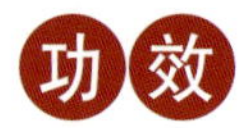

功效

红薯不仅含有纤维素，其“葡糖苷”成分也具有类似作用，能让胃肠更有活力。吃红薯容易排气，特别是吃较甜的烤红薯。如果连皮一起吃的话，会稍好，因红薯皮中含有分解淀粉的酶，促消化而不易产生废气。

绿豆是中医常用来解除多种食物或药物毒素的一味中药，常食绿豆能排除体内毒素，促进人体的新陈代谢。

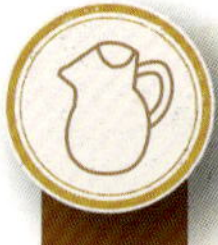

使用豆浆机

做法

1 黄豆、绿豆洗净，红薯洗净去皮切成小块。黄豆、绿豆、红薯倒入全自动豆浆机中。

2 加入水，至标准水位。

3 放上豆浆机机头，插上电源线，按下“五谷”操作键，待听到提示音后即可。可以直接饮用，或用滤网过滤后饮用。

传统做法

材料

绿豆40克、黄豆60克、红薯1块

做法

1 将黄豆、绿豆洗净，用清水浸泡5小时；红薯洗净去皮，切小块备用。

2 将黄豆以“1杯黄豆、1杯半水”的比例放入搅拌机中，再放入红薯小块搅碎，直至黄豆没有颗粒。

3 将绿豆放入电饭锅蒸熟，以“1杯熟绿豆、2杯水”的比例放入搅拌机中，搅至最细（没有颗粒）。

4 分别以滤网滤去残渣，留下两种生豆浆，合于一处。

5 将生豆浆倒入锅中，加入相同分量的开水，以木勺搅拌，大火煮开。

6 关火，关火后再勿搅拌，直至放凉。

7 捞去豆浆上的豆腐皮，即可食用。

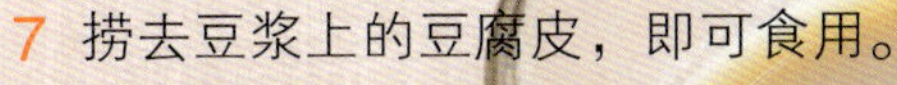

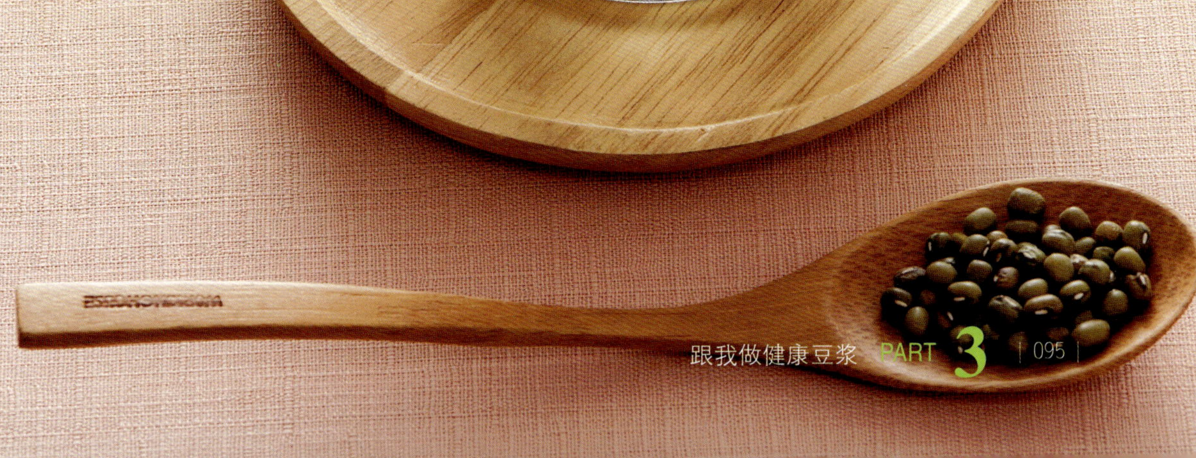

护发 益寿核桃豆浆

功效

核桃为增强头发、皮肤营养的绝佳食品，具有润肺、养颜与补肾的功效，有“长寿果”之称，含有丰富的维生素A、B族维生素、维生素C、维生素E等，且含有20多种矿物质，及多种氨基酸。

蜂蜜具有养血养颜、清热解毒、清肠通便的功用，且所含的葡萄糖及果糖为单糖类，可直接被人体吸收，不需要经过酶来催化。

传统做法

材料

黄豆80克、蜂蜜20克、核桃仁50克

做法

1 黄豆洗净，用清水浸泡5小时；核桃仁掰成小块备用。

2 将黄豆以“1杯黄豆、1杯水”的比例放入搅拌机中，再放入核桃仁，搅至最细（没有颗粒）。

3 以滤网滤去残渣，留下生豆浆。

4 将生豆浆倒入锅中，加入相同分量的开水，以木勺搅拌，大火煮开后立即关火，关火后再勿搅拌，直至放凉。

5 捞去豆浆上的豆腐皮，加入蜂蜜，即可食用。

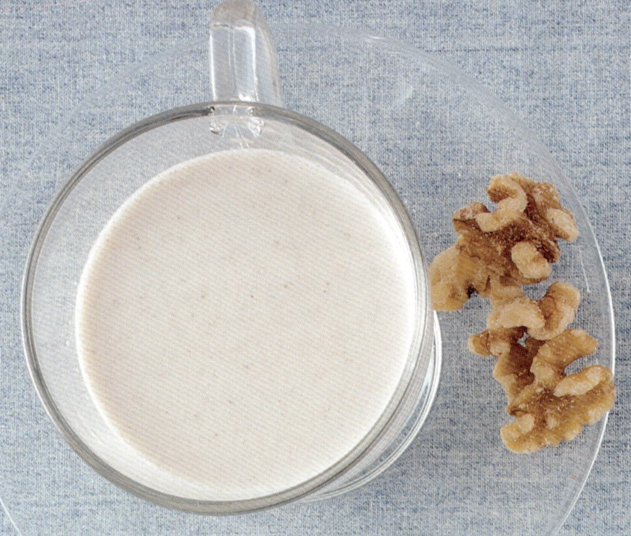

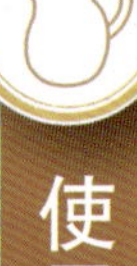

使用豆浆机

做法

1. 将黄豆洗净，核桃仁掰成小块，倒入全自动豆浆机中。
2. 加入水，至标准水位。
3. 放上豆浆机机头，插上电源线，按下“干豆”操作键，待听到提示音后即可。可以放凉后加蜂蜜直接饮用，或用滤网过滤、放凉后加蜂蜜饮用。

注意事项

蜂蜜最好于30℃以下食用，遇高温很快即变质，香味及滋味因而变差，抑菌作用下降，营养物质被破坏，且食之有不愉快的味道。

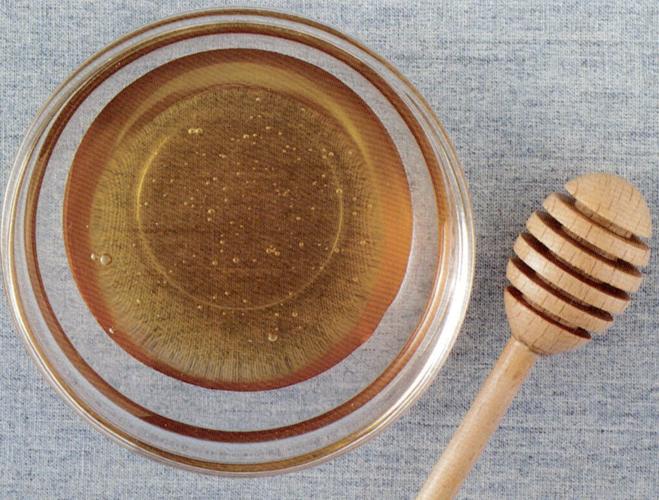

养肺 滋补百合豆浆

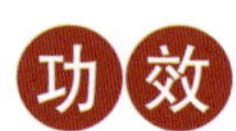

本品可润肺止咳、清火滋阴、养心安神、补脑抗衰。

莲子中的钙、磷和钾含量非常丰富，有养心的功效。虽然莲心味道很苦，可是却有强心作用，还能扩张外周血管，降低血压，而且有很好的去心火功效，可治疗口舌生疮，并有助于睡眠。

百合，味甘微苦，性平，入心、肺经，具有养肺止咳、清心安神、养阳消热的功效，与其他食物一并食用也能发挥其作用。它含有碳水化合物、蛋白质、脂肪及矿物质（钙、磷等），这些成分综合作用于人体，也具有良好的营养滋补功效。

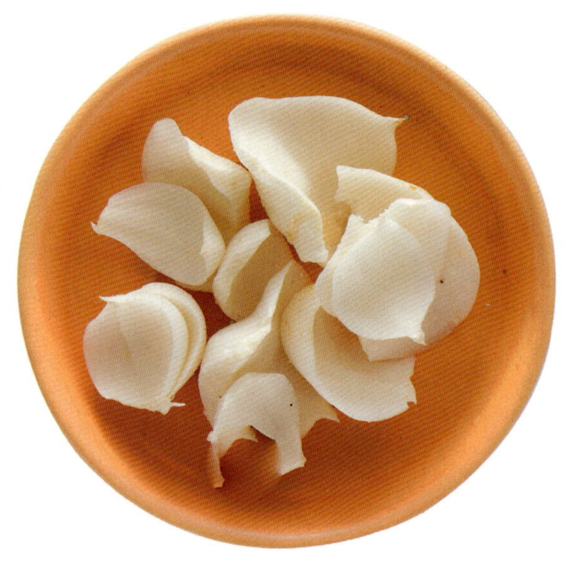

传统做法

材料

绿豆60克、黄豆80克、百合10克、莲子10个

做法

1 将黄豆及绿豆洗净，用清水浸泡5小时；百合及莲子洗净，以温水泡软。
2 将黄豆以"1杯黄豆、1杯半水"的比例放入搅拌机中，加入泡软的百合、莲子搅至最细（黄豆没有颗粒）。
3 将绿豆放入电饭锅，蒸熟，以"1杯熟绿豆、2杯水"的比例放入搅拌机中，搅至最细（没有颗粒）。
4 分别以滤网滤去残渣，留下两种生豆浆，合于一处。
5 将生豆浆倒入锅中，加入相同分量的开水，以木勺搅拌，大火煮开。
6 关火，关火后再勿搅拌，直至放凉。
7 捞去豆浆上的豆腐皮，即可食用。

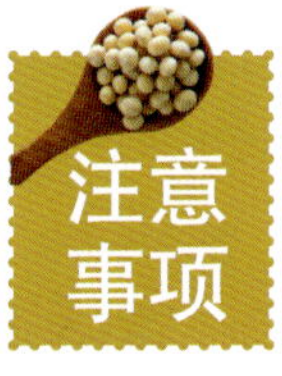

注意事项

*莲子含有莲子心，味苦，但混在豆浆中就不大能感觉出来。这是个让小朋友吃莲子心的好方法。

*百合是滋补佳品，秋冬季服食更佳，但有虚寒出血者不宜食用。

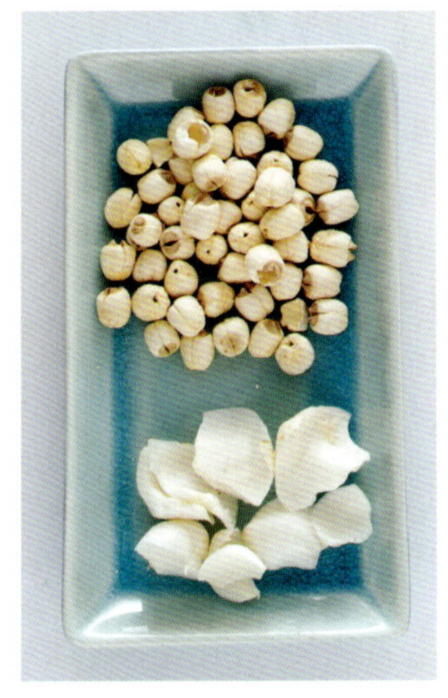

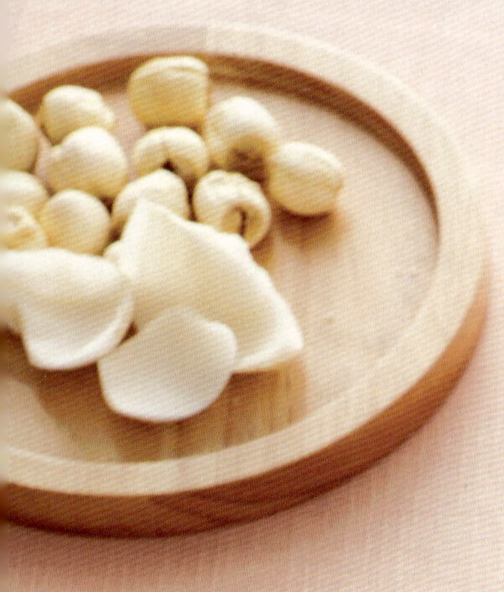

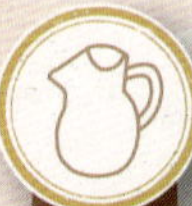

使用豆浆机

做法

1 将黄豆、绿豆、百合、莲子洗净，黄豆、绿豆用清水浸泡5小时，百合和莲子以温水泡软。黄豆、绿豆、百合、莲子倒入全自动豆浆机中。

2 加入水，至标准水位。

3 放上豆浆机机头，插上电源线，按下“五谷”操作键，待听到提示音后即可。可以直接饮用，或用滤网过滤后饮用。

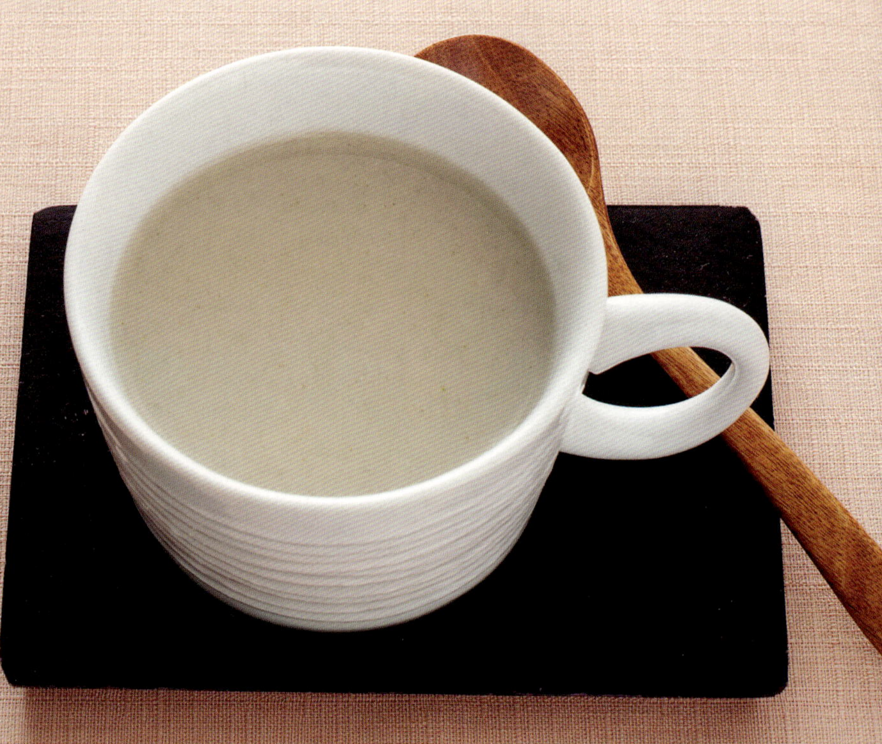

缓解痛经 养颜山楂豆浆

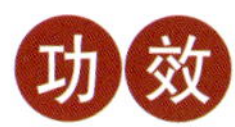

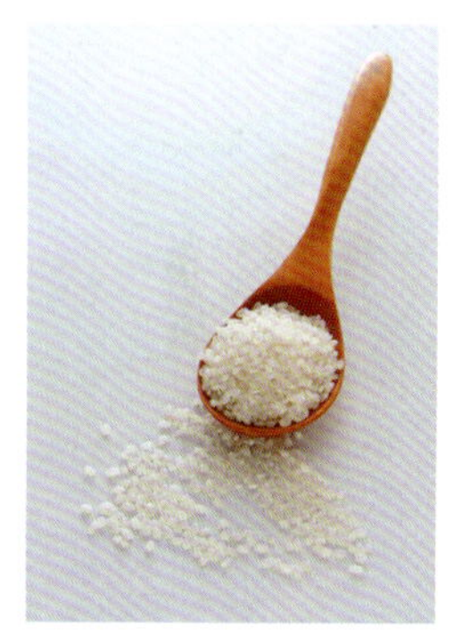

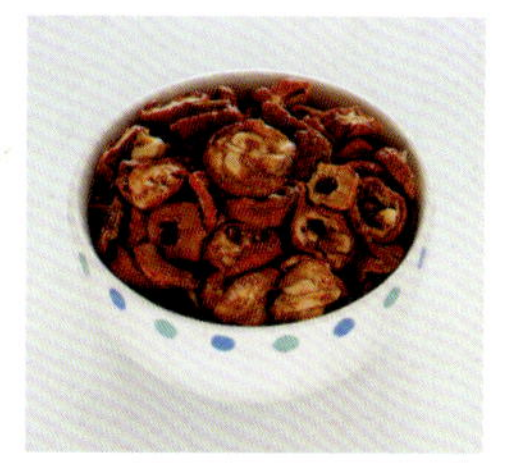

中医认为山楂具有活血化瘀的作用，是血瘀型痛经患者的食疗佳品，也能开胃消食，适合食欲缺乏或腹部疼痛的人。

中医认为白米味甘，性平，有补中益气、健脾养胃、通血脉、聪耳明目、止烦、止渴、止泻等功效，多食能“强身好颜色”。

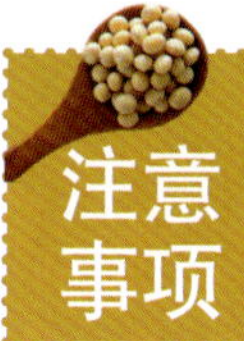

* 若想加糖，可加红糖。
* 易患而尚未患胃肠道肿瘤的高风险人群应经常食用山楂，对于已经患有肿瘤的患者，若出现消化不良时也可同时食用山楂、白米，可助消化。
* 孕妇不宜多吃山楂，因为山楂有收缩子宫平滑肌的作用，有可能诱发流产。
* 山楂可促进胃酸的分泌，因此不宜空腹食用。
* 山楂中的酸性物质对牙齿具有一定的腐蚀性，食用后要注意及时漱口、刷牙，正处在换牙期的儿童更应格外注意。

* 传统做法 *

材料

黄豆60克、白米60克、鲜山楂5颗

做法

1 将黄豆洗净，用清水浸泡5小时；白米洗净，放入电饭锅，以煮饭方式煮熟；鲜山楂去核，切碎，备用。
2 将黄豆以“1杯黄豆、1杯半水”的比例放入搅拌机中，再放入鲜山楂碎、白米搅至最细（没有颗粒）。
3 以滤网滤去残渣，留下生豆浆。
4 将生豆浆倒入锅中，加入相同分量的开水，以木勺搅拌，大火煮开。
5 关火，关火后再勿搅拌，直至放凉。
6 捞去豆浆上的豆腐皮，即可食用。

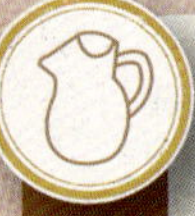

使用豆浆机

做法

1 将黄豆、白米洗净，鲜山楂去核并切碎。黄豆、白米、鲜山楂碎倒入全自动豆浆机中。
2 加入水，至标准水位。
3 放上豆浆机机头，插上电源线，按下“五谷”操作键，待听到提示音后即可。可以直接饮用，或用滤网过滤后饮用。

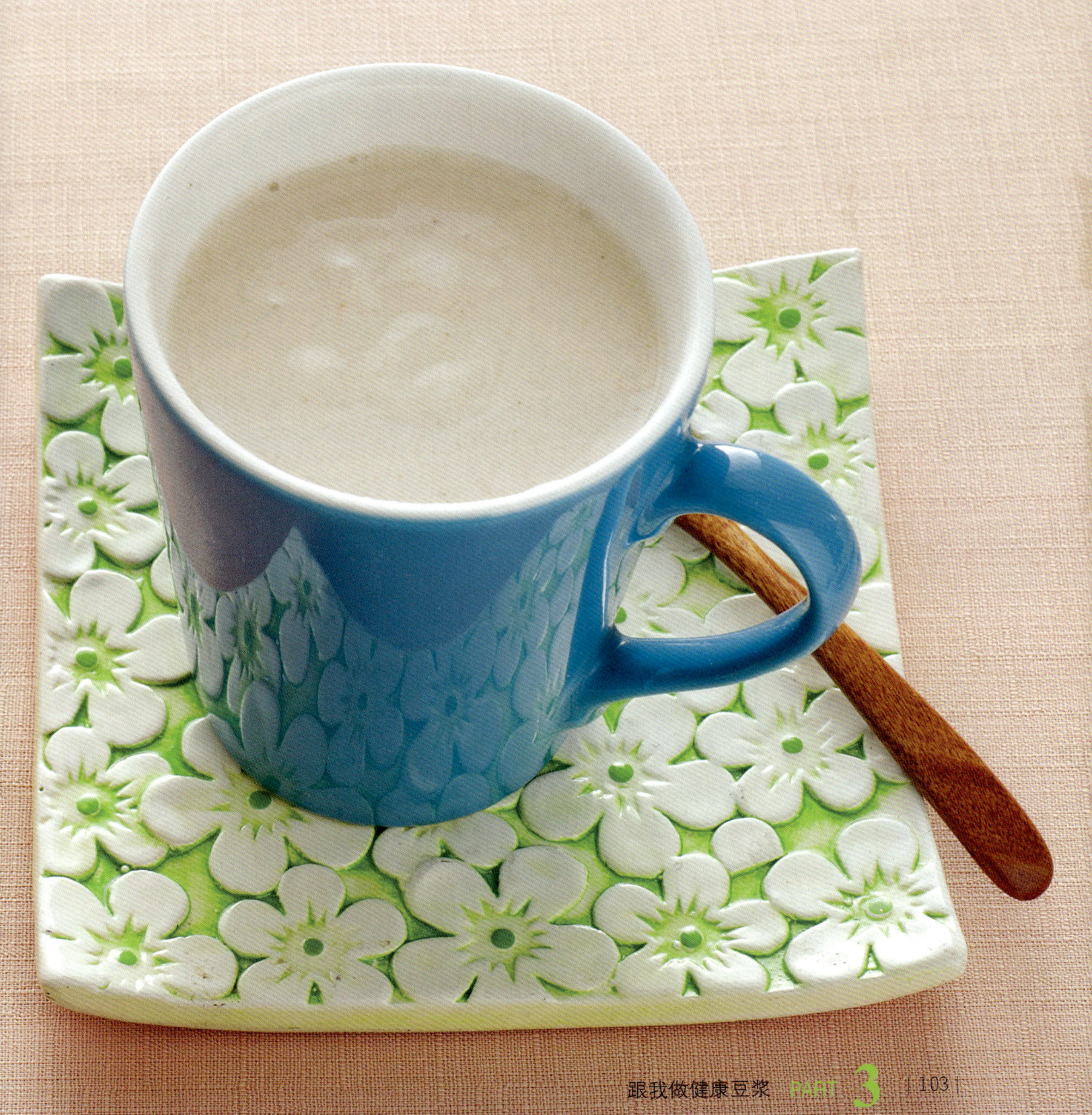

增强免疫力 活力小麦豆浆

功效

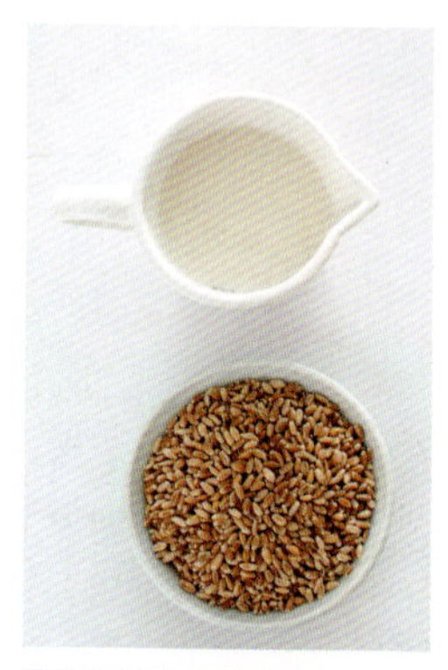

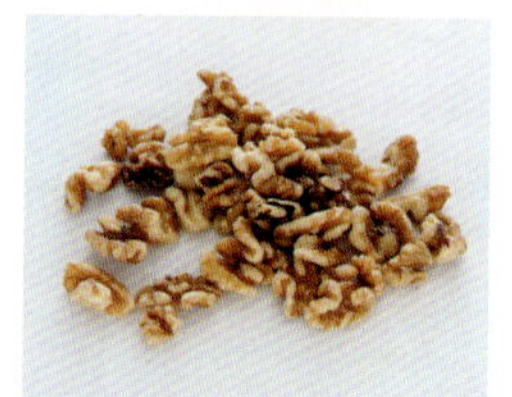

小麦味甘，性平，可以保持细胞活力，增强抵抗力，保护肌肤组织，防止氧化，美颜，减少皱纹，养血安神。

核桃可增强抵抗力，延缓衰老，调节胆固醇，补脑，促进神经系统发育，改善睡眠，强健骨骼及牙齿，补肾护肝。红枣味甘，性平，具有养胃健脾、补中益气等功效。

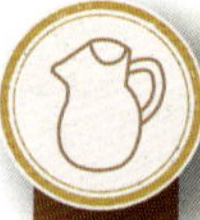

使用豆浆机

做法

1 将黄豆、小麦仁洗净，用清水浸泡2小时；核桃洗净，压碎；红枣去核，切碎。

2 黄豆、小麦仁、核桃、红枣倒入全自动豆浆机中。

3 加入水，至标准水位。

4 放上豆浆机机头，插上电源线，按下“五谷”操作键，待听到提示音后即可。可以直接饮用，或用滤网过滤后饮用。

传统做法

材料

黄豆80克、小麦仁40克、红枣10颗、核桃25克

做法

1 黄豆洗净，用清水浸泡5小时；将核桃洗净，压碎；红枣去核，切碎；小麦仁洗净，用清水浸泡2小时。

2 将黄豆以“1杯黄豆、1杯半水”的比例放入搅拌机中，放入小麦、核桃、红枣搅至最细（没有颗粒）。

3 以滤网滤去残渣，留下生豆浆。

4 将生豆浆倒入锅中，加入相同分量的开水，以木勺搅拌，大火煮开。

5 关火，关火后再勿搅拌，直至放凉。

6 捞去豆浆上的豆腐皮，即可食用。

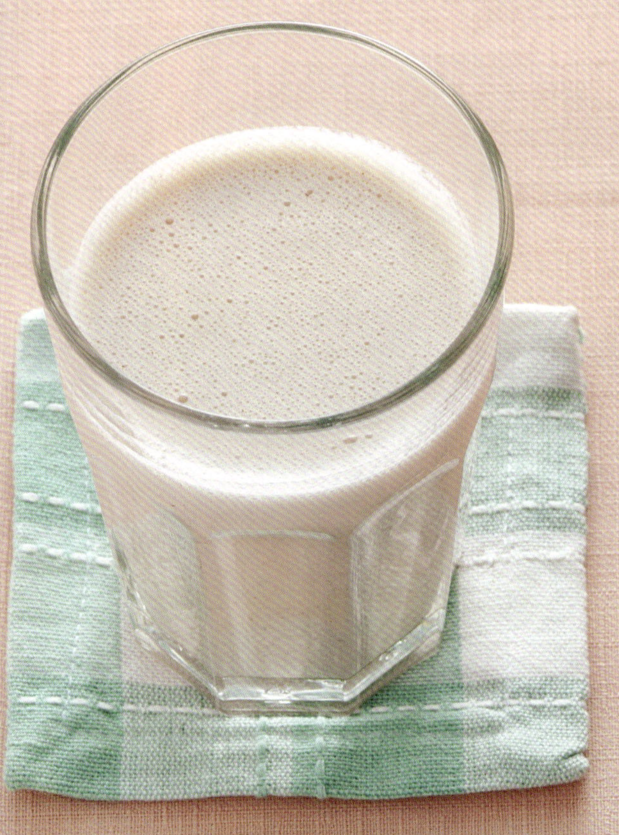

注意事项 核桃的营养价值在于能提供丰富的纤维素、良好的蛋白质来源，富含必需脂肪酸、维生素及矿物质。

消除疲劳 健脑腰果豆浆

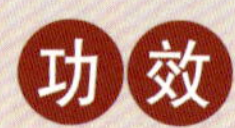

坚果类食品（花生、腰果、核桃、瓜子等）对于增强记忆力与健脑有很好的效果。坚果含有特殊的健脑物质——卵磷脂，对于脑力劳动者而言，其营养价值是其他食物所不能匹敌的。坚果富含人体所需的脂肪酸——亚油酸，因此人们常把坚果类食品称为“健脑食品”。坚果富含B族维生素，可减少工作或学习中的紧张、烦躁情绪，可减轻眼睛疲劳，可增强视力，对于每天对着电脑的人，这可是个好东西！

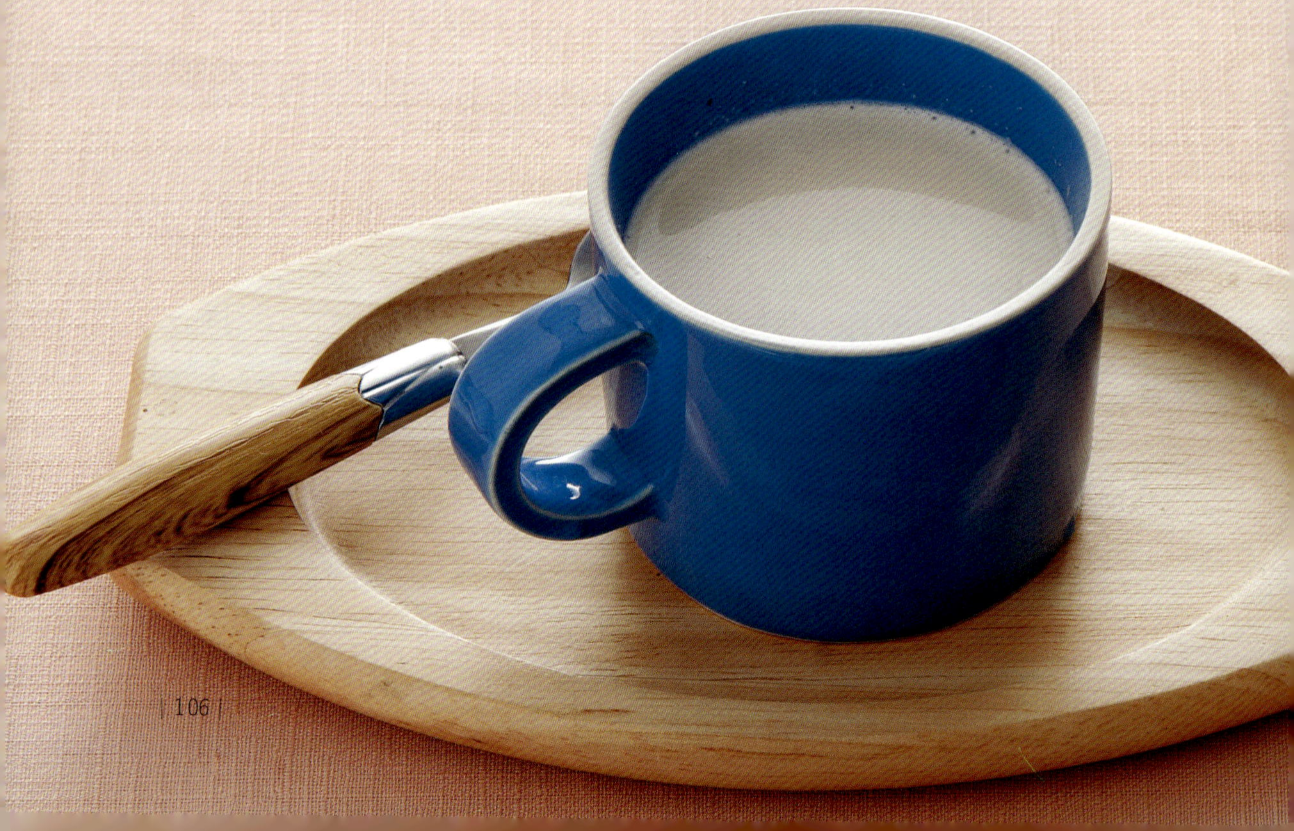

* 传统做法 *

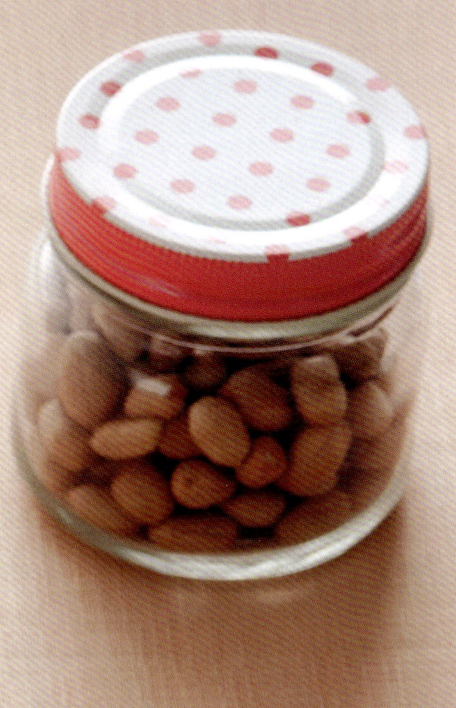

材料

黄豆80克、花生30克、腰果30克

做法

1 黄豆洗净，用清水浸泡5小时；花生洗净，用温水泡4小时左右，碾碎；腰果碾碎。
2 将黄豆以“1杯黄豆、1杯半水”的比例放入搅拌机中，放入花生及腰果搅至最细（没有颗粒）。
3 以滤网滤去残渣，留下生豆浆。
4 将生豆浆倒入锅中，加入相同分量的开水，以木勺搅拌，大火煮开。
5 关火，关火后再勿搅拌，直至放凉。
6 捞去豆浆上的豆腐皮，即可食用。

使用豆浆机

做法

1 黄豆、花生洗净，花生去壳。黄豆、花生、腰果倒入全自动豆浆机中。
2 加水至标准水位。
3 放上豆浆机机头，插上电源线，按下“干豆”操作键，待听到提示音后即可。可以直接饮用，或用滤网过滤后饮用。

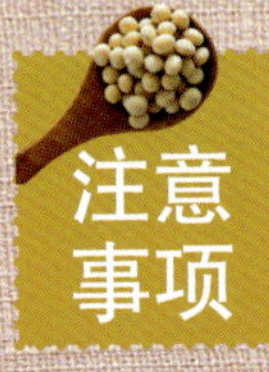

注意事项

跌打损伤者不宜饮用，因花生含有凝血因子，会使血瘀不散，加重瘀肿。

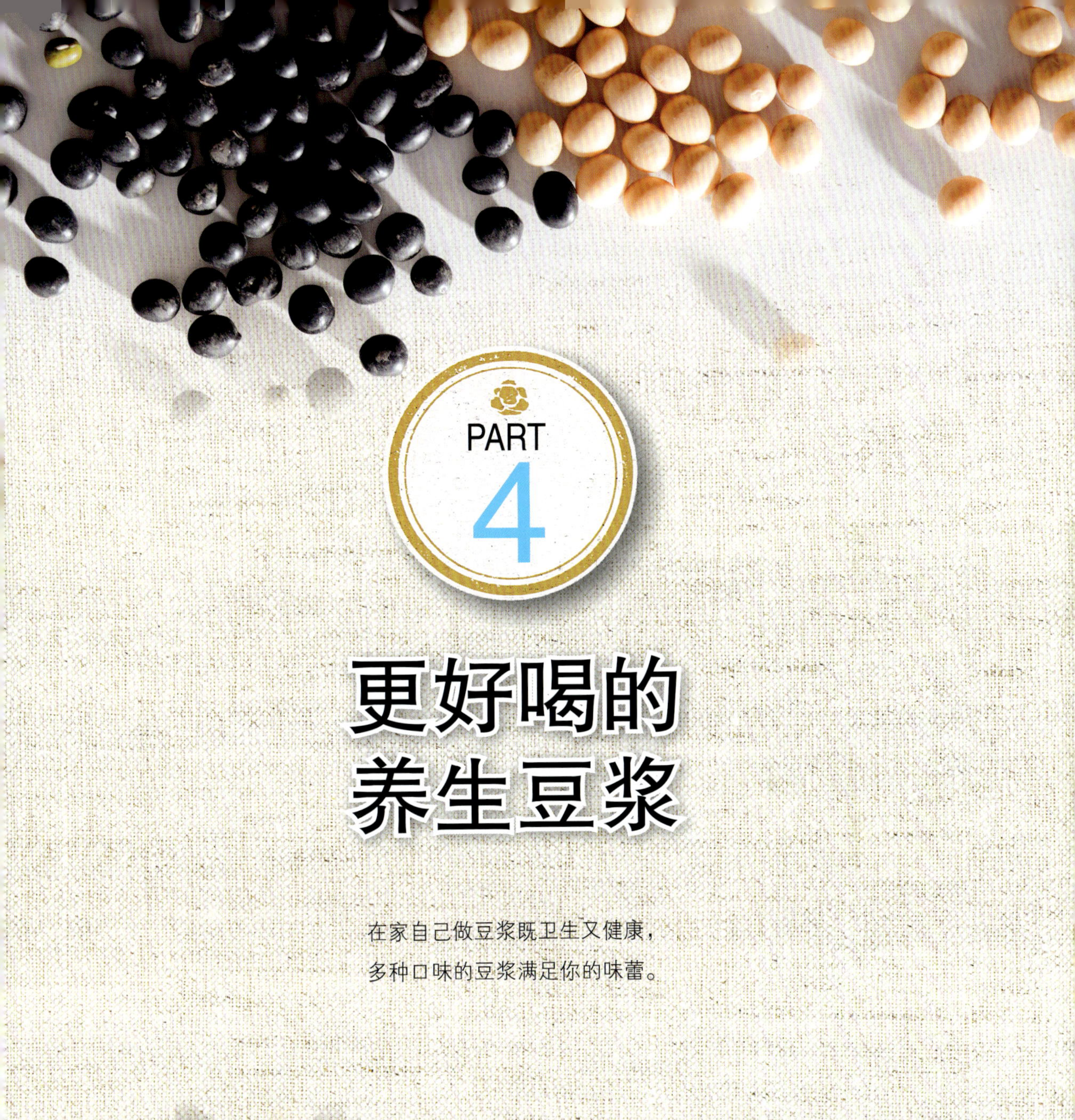

PART 4

更好喝的养生豆浆

在家自己做豆浆既卫生又健康，
多种口味的豆浆满足你的味蕾。

美白 瘦身生菜豆浆

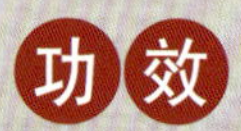

本品清肝养胃，富含纤维素，有助于减肥。

生菜所含热能极低，含水丰富，每100克食用部分含水量在94%~96%，其纤维素及维生素C有调节脂肪代谢的作用，“干扰素诱生剂”可产生抗病毒蛋白抑制病毒。其茎叶中含有莴苣素，具有清热、消炎、镇痛催眠、降低胆固醇的作用。

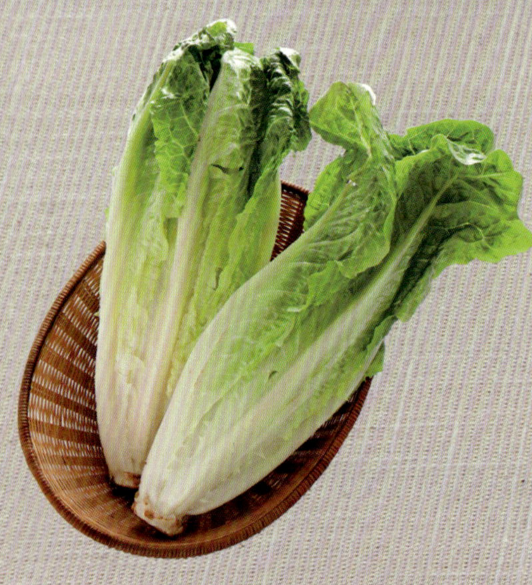

* 传统做法 *

材料

黄豆60克、生菜15克（约2大瓣）、日式沙拉酱1小匙

做法

1 将黄豆洗净，用清水浸泡5小时；生菜洗净。
2 将黄豆以“1杯黄豆、1杯水”的比例放入搅拌机中，放入生菜及沙拉酱，搅至最细（没有颗粒）。
3 以滤网滤去残渣，留下生豆浆。
4 将生豆浆倒入锅中，加入相同分量的开水，以木勺搅拌，大火煮开。
5 关火，勿搅拌，直至放凉。
6 捞去豆浆上的豆腐皮，即可饮用。

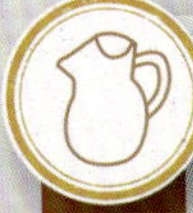

使用豆浆机

做法

1 将黄豆洗净，生菜洗净，放入全自动豆浆机中。
2 加入日式沙拉酱及水，至标准水位。
3 放上豆浆机机头，插上电源线，按下“干豆”操作键，待听到提示音后即可。可以直接饮用，或用滤网过滤后饮用。

注意事项

*生菜可能有农药化肥的残留，食用前一定要洗净。
*生菜对乙烯极为敏感，储藏时应远离苹果、梨和香蕉，以免产生的乙烯使生菜变质。生菜用手撕成片，吃起来口感会比用刀切的更脆。

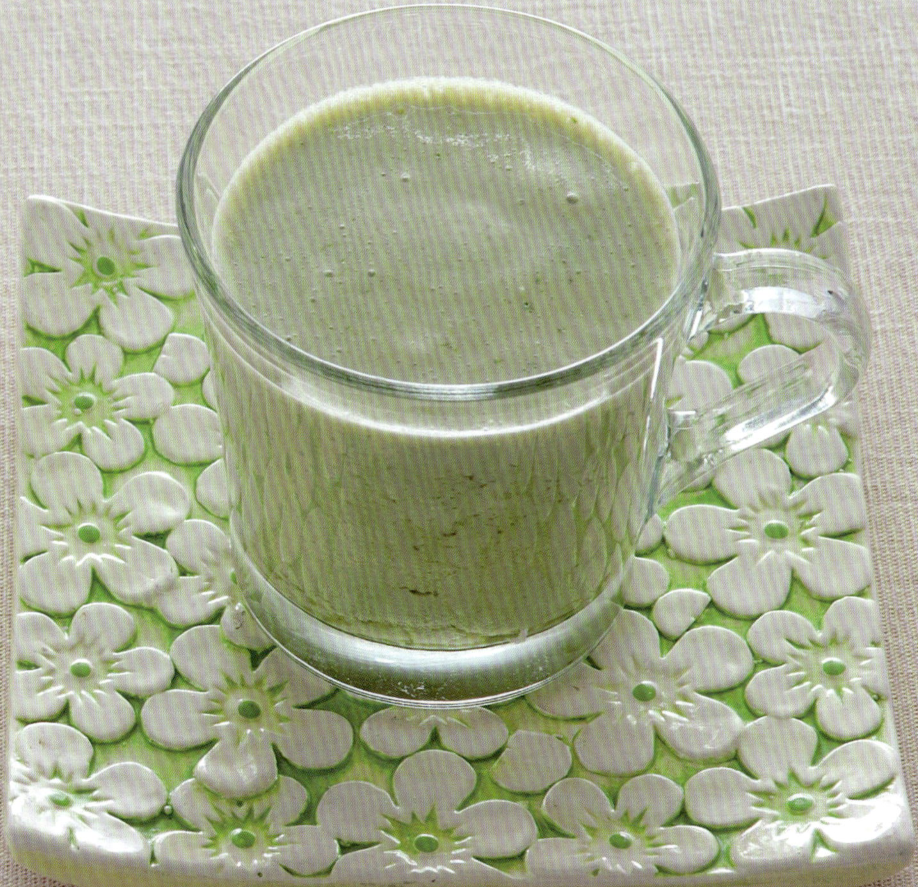

增强免疫力 降脂南瓜豆浆

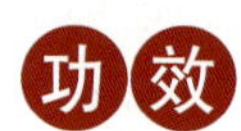

功效

近现代营养学及医学指出，多食南瓜可预防高血压病、糖尿病及肝脏病变，提高人体免疫能力。清代名医陈修园称南瓜为“补血妙品”。南瓜对女性而言，能使肌肤丰美，有美容作用；对男性而言则有预防前列腺癌的功用。据资料显示，南瓜营养成分可增强人体免疫力，预防血管动脉硬化，具有防癌、美容及减肥的作用，在国际上更被视为特效保健蔬菜。

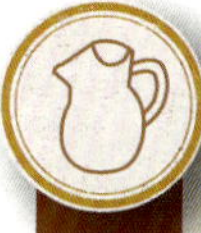

使用豆浆机

做法

1. 黄豆洗净；南瓜洗净，去皮，切成块。
2. 将黄豆、南瓜、综合坚果倒入全自动豆浆机中。
3. 加入水，至标准水位。
4. 放上豆浆机机头，插上电源线，按下“五谷”操作键，待听到提示音后即可。可以直接饮用，或用滤网过滤后饮用。

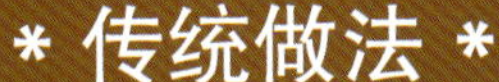

材料

黄豆150克、南瓜150克、综合坚果20克

做法

1 黄豆洗净，用清水浸泡5小时；南瓜洗净，去皮切块，放入电饭锅，蒸熟，取出放入碗中压成泥，备用。

2 将黄豆以"1杯黄豆、2杯水"的比例放入搅拌机中，放入南瓜泥及综合坚果搅至最细（没有颗粒）。

3 以滤网滤去残渣，留下生豆浆。

4 将生豆浆倒入锅中，加入相同分量的开水，以木勺搅拌，大火煮开。

5 关火，勿搅拌，直至放凉。

6 捞去豆浆上的豆腐皮即可饮用。

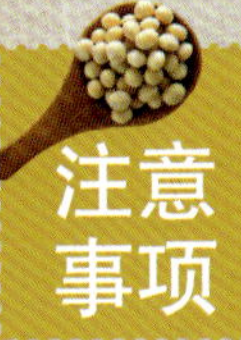

＊高血压患者，每日应以20~30克为宜，不宜过量。

＊患有脚气的人及气滞湿阻的人忌食南瓜。

通便 净化苹果豆浆

功效

苹果含有果胶，可以降低血脂，营养价值高，热能低又有饱足感，也可达到瘦身作用。果胶会和胆囊中的胆固醇结合排出，稀释胆汁，有预防胆结石的效果。果胶可吸收肠道内多余水分，对肠道产生适当、温和的刺激作用，有助于维持肠道自然排泄功能，还有吸收水分、消除便秘、美肤、吸附胆汁和降胆固醇的作用，能够预防高脂血症、高血压病。

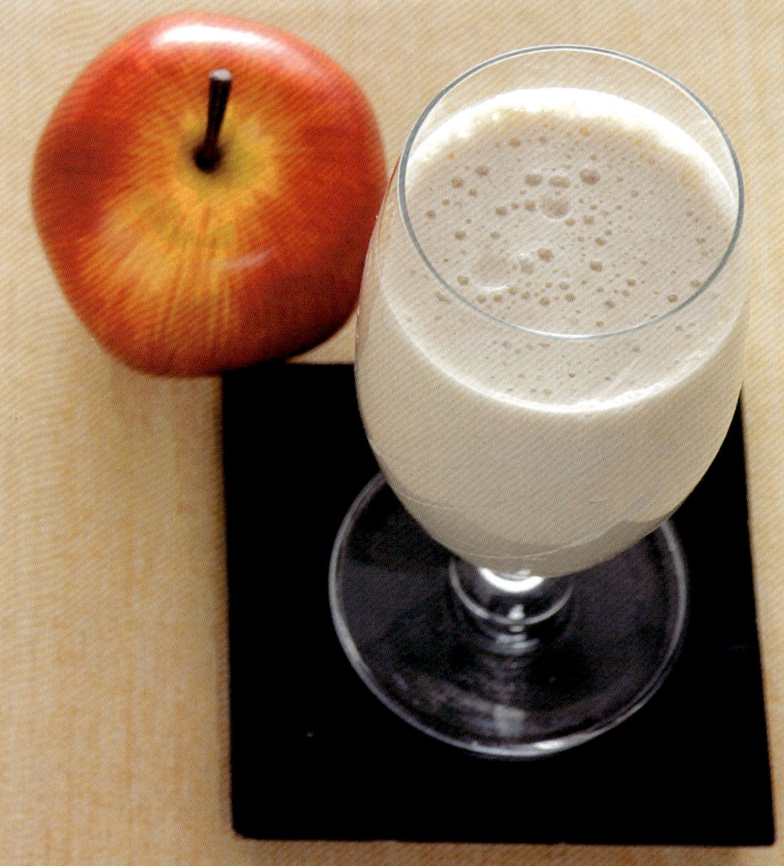

* 传统做法 *

材料

黄豆80克、苹果1个

做法

1 黄豆洗净，用清水浸泡5小时；苹果洗净，去皮去核，并切成小块。
2 将黄豆以“1杯黄豆、2杯水”的比例放入搅拌机，放入苹果搅至最细（没有颗粒）。
3 以滤网滤去残渣，留下生豆浆。
4 将生豆浆倒入锅中，加入相同分量的开水，以木勺搅拌，大火煮开。
5 关火，勿搅拌，直至放凉。
6 捞去豆浆上的豆腐皮即可饮用。

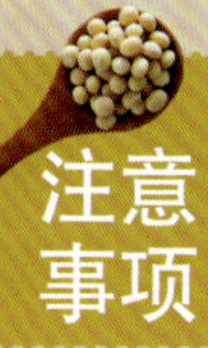

注意事项

苹果含有丰富的果胶，在通便问题上能起到“双向调节”的作用。当大便秘结时，多吃苹果可以有润肠通便的作用。果胶可以吸收本身体积2.5倍的水，粪便中混有果胶能使粪便变软，易于排出。腹泻时，苹果中的果胶又能够吸收粪便中的水分，使稀便变稠，从而起到止泻的作用。苹果的这种“双向调节”作用十分柔和，尤其适用于老人和婴幼儿。

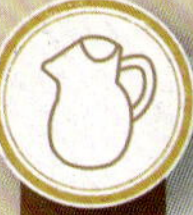

使用豆浆机

做法

1 将黄豆洗净。苹果洗净，去皮去核，切成小块。
2 将黄豆、苹果倒入全自动豆浆机中。
3 加入水，至标准水位。
4 放上豆浆机机头，插上电源线，按下“干豆”操作键，待听到提示音后即可，可以直接饮用，或用滤网过滤后饮用。

润肺 生津雪梨豆浆

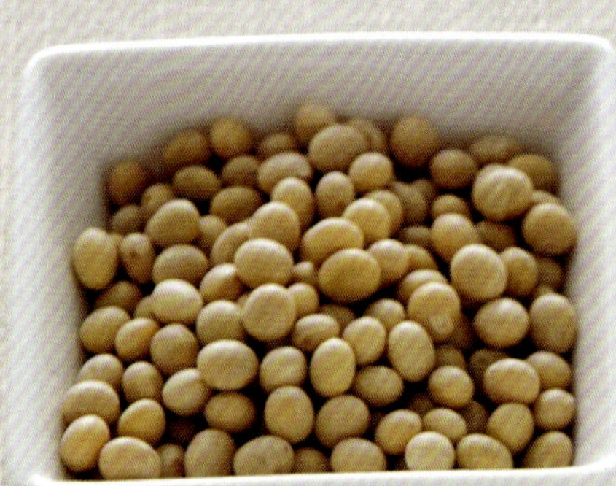

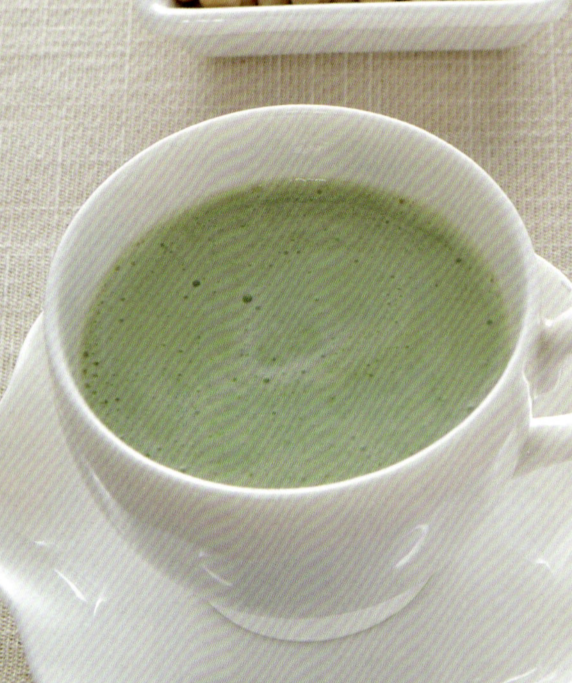

功效

黄瓜含水丰富，具有利尿作用，可解酒，清爽的口感还有清热降火作用。雪梨具有消除疲劳的功效，可促进酒精代谢。两者皆具有清热降火的功效。

黄瓜含有丰富的维生素E，有助于女性抗衰老，并有生物活性很强的黄瓜酶，能有效促进新陈代谢。其丙醇二酸可抑制碳水化合物转变成脂肪。黄瓜纤维素对促进人体肠道内腐败物质的吸附及血胆固醇的降低，都有一定作用。

雪梨具有生津润燥、清热化痰的功效，特别适合在秋天食用。

* 传统做法 *

材料

黄豆70克、小黄瓜30克、雪梨1/2只、苹果1/2只

做法

1 黄豆洗净，用清水浸泡5小时；黄瓜洗净，切成块；雪梨及苹果洗净，去皮去核，并切成小块。
2 将黄豆以“1杯黄豆、2杯水”的比例放入搅拌机中，放入小黄瓜、雪梨及苹果搅至最细（没有颗粒）。
3 以滤网滤去残渣，留下生豆浆。
4 将生豆浆倒入锅中，加入相同分量的开水，以木勺搅拌，大火煮开。
5 关火，勿搅拌，直至放凉。
6 捞去豆浆上的豆腐皮即可饮用。

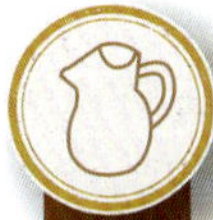

使用豆浆机

做法

1 黄豆洗净；黄瓜洗净，切成块；雪梨及苹果洗净，去皮去核，并切成小块。
2 将黄豆、黄瓜、雪梨及苹果倒入全自动豆浆机中。
3 加入水，至标准水位。
4 放上豆浆机机头，插上电源线，按下“干豆”操作键，待听到提示音后即可。可以直接饮用，或用滤网过滤后饮用。

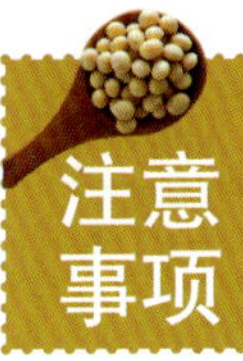

注意事项

* 黄瓜味甘性寒，常用于生食，而花生多油脂，一般而言，两者相遇有导致腹泻的可能，不宜同食。
* 黄瓜中含有一种维生素C分解酶，若与辣椒、芹菜搭配，会降低人体对维生素C的吸收。
* 患有慢性胃炎及有脾虚、咳嗽者、糖尿病者，不宜食雪梨。

防癌 清肠芦笋豆浆

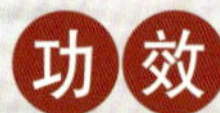

本品对膀胱癌、肠癌、肺癌等癌症有较好的预防调养作用。芹菜可调节血压，富含纤维素，对通便、清理肠道有非常好的作用，且可平肝。芦笋性偏凉，有助于清理肠道，含有丰富的矿物质。

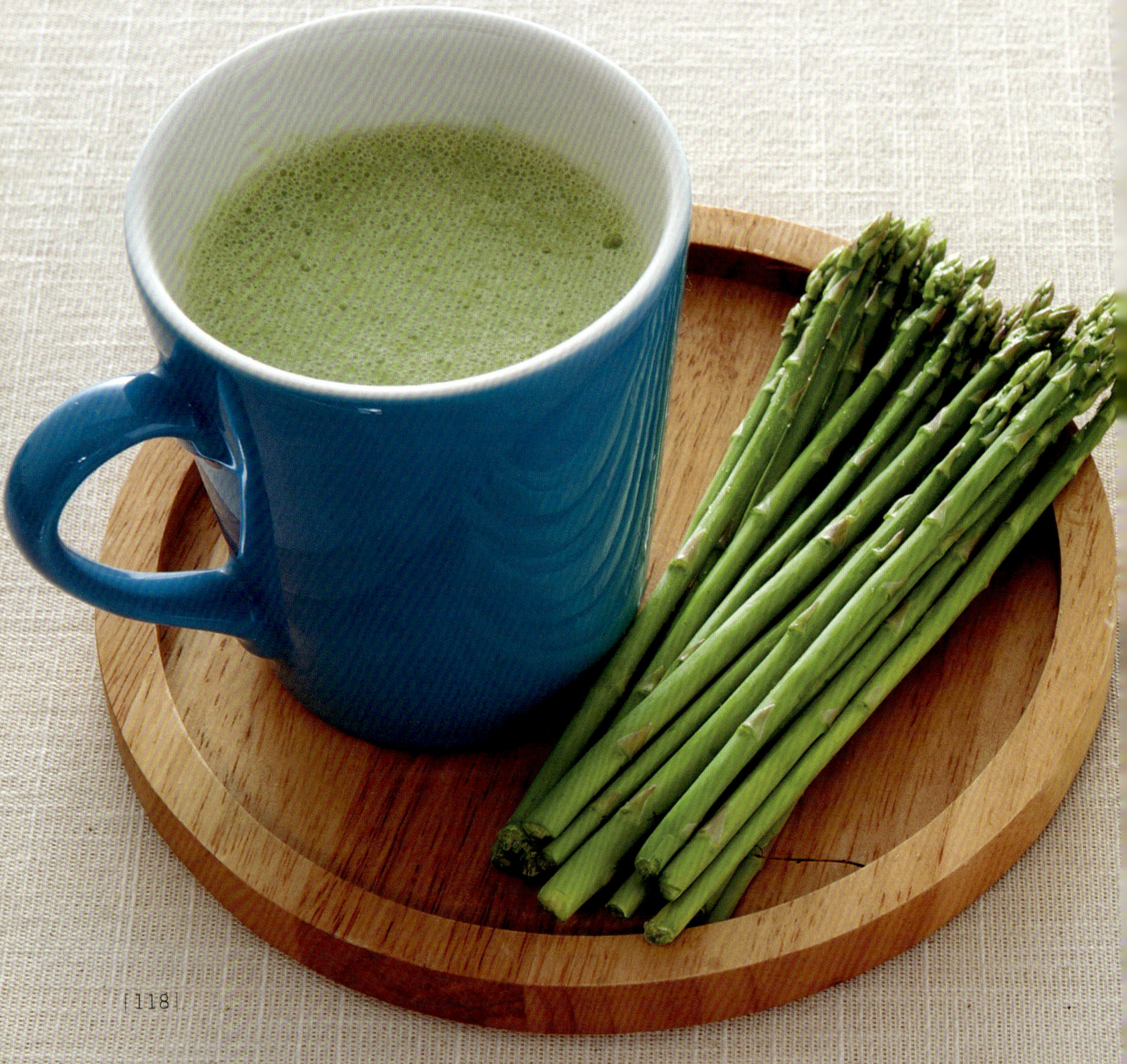

* 传统做法 *

材料

黄豆80克、芦笋30克、芹菜30克

做法

1 黄豆洗净，用清水浸泡5小时；芹菜洗净，去较老较硬的纤维，切成小段；芦笋洗净，去尾部。
2 将黄豆以“1杯黄豆、1杯水”的比例放入搅拌机中，放入芦笋及芹菜段搅至最细（没有颗粒）。
3 以滤网滤去残渣，留下生豆浆。
4 将生豆浆倒入锅中，加入相同分量的开水，以木勺搅拌，大火煮开。
5 关火，勿搅拌，直至放凉。
6 捞去豆浆上的豆腐皮即可饮用。

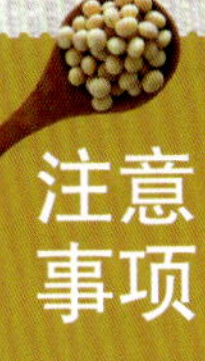

注意事项

* 禁食人群：胃炎、肠炎、消化性溃疡病、肾脏疾病患者及尿酸高者。
* 不可以选太粗的芹菜和芦笋，纤维太粗对老人及小孩不好。
* 黄豆水需舍弃。

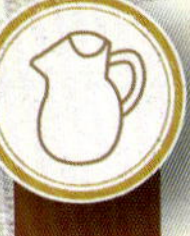

使用豆浆机

做法

1 黄豆洗净；芹菜洗净，去老、硬的纤维，切成小段；芦笋洗净，去尾部。
2 将黄豆、芹菜段、芦笋放入全自动豆浆机中。
3 加水至标准水位。
4 放上豆浆机机头，插上电源线，按下“干豆”操作键，待听到提示音后即可。可以直接饮用，或用滤网过滤后饮用。

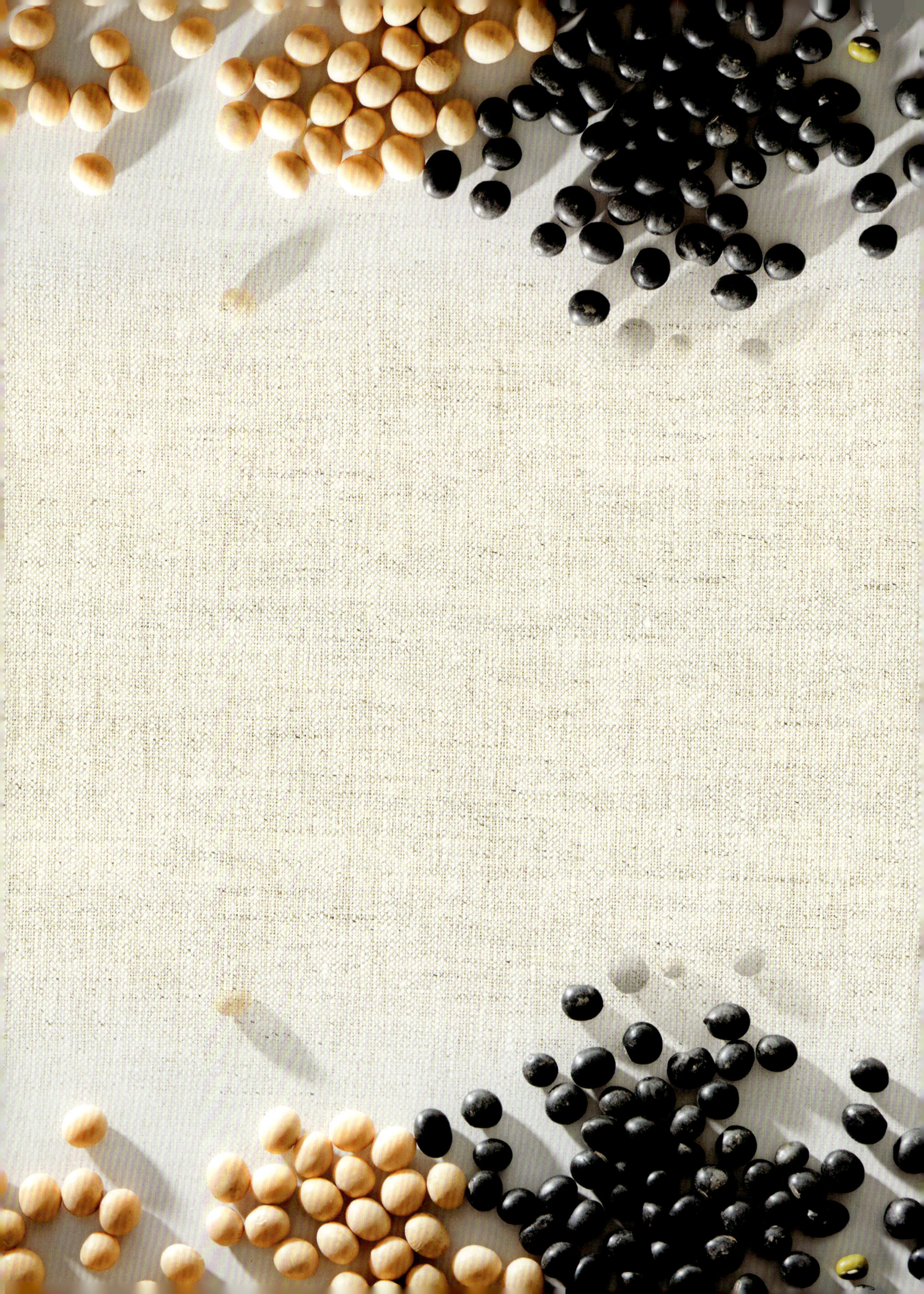

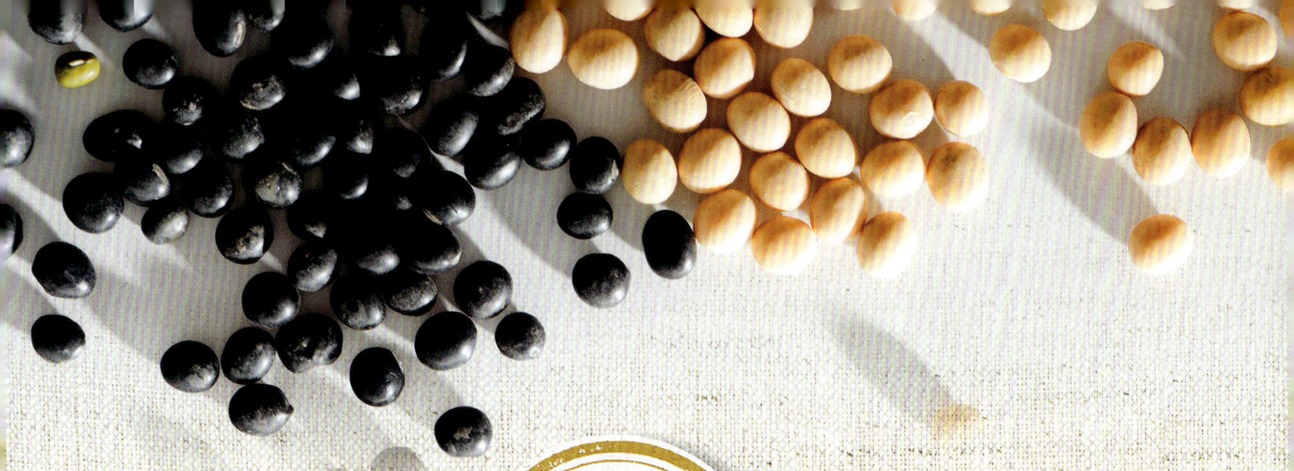

PART

5

适合你的养生豆浆

针对特定的你，

多款豆浆总有一款适合你，有病不求人。

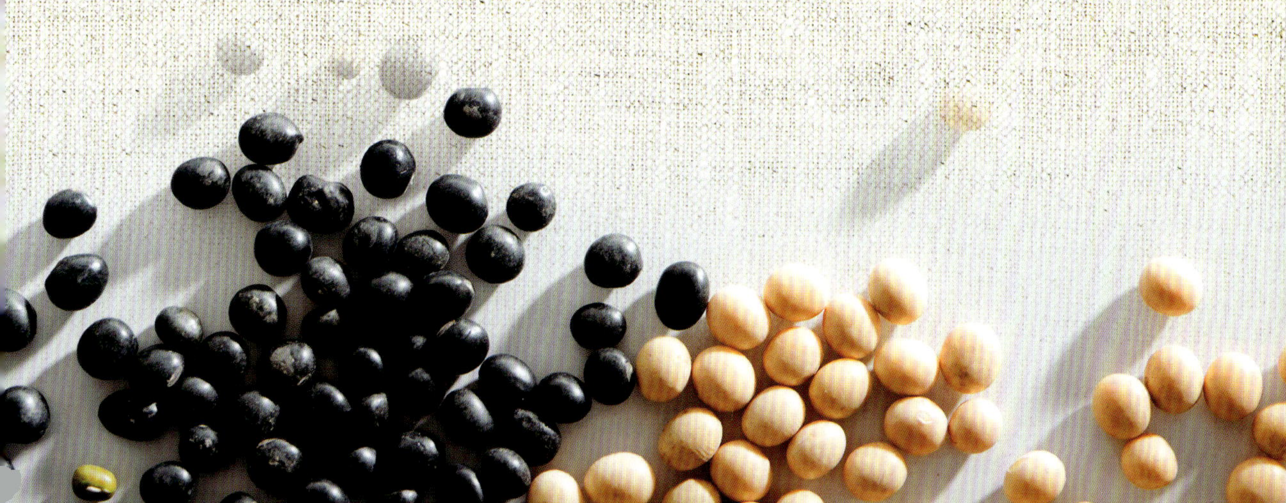

产后恢复体形 红薯豆浆

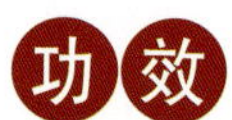

红薯含有抗癌物质，能够预防结肠癌和乳腺癌，还具有消除氧自由基的作用，氧自由基是癌症的诱因之一，故红薯有可能抑制癌细胞增殖。红薯中的绿原酸，可抑制黑色素的产生，预防雀斑和老人斑的出现。红薯还能抑制肌肤老化，保持肌肤弹性，减缓人体的衰老进程。山药具有滋肾益精、健脾益胃的作用，自古以来即被视为补养食品，它的黏性物富含消化酶，能够滋补身体、帮助消化。

小米能镇静安眠、消食解腹胀、健脾胃、补元气、补虚损、改善睡眠、降血压。

白米也是补气的。米在五谷中补脾效果最佳，中气不足或疲倦乏力者就要多吃它。

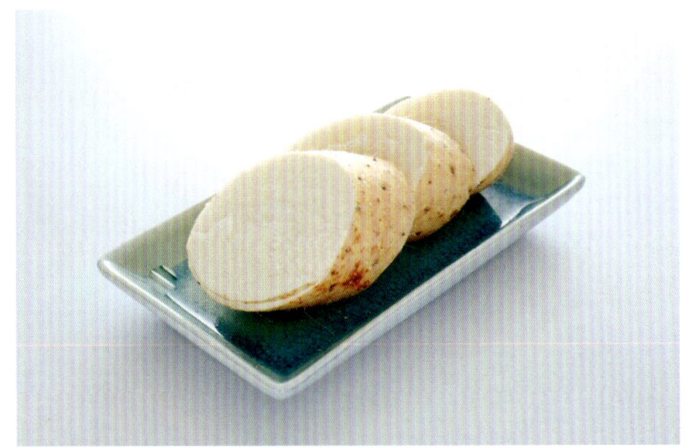

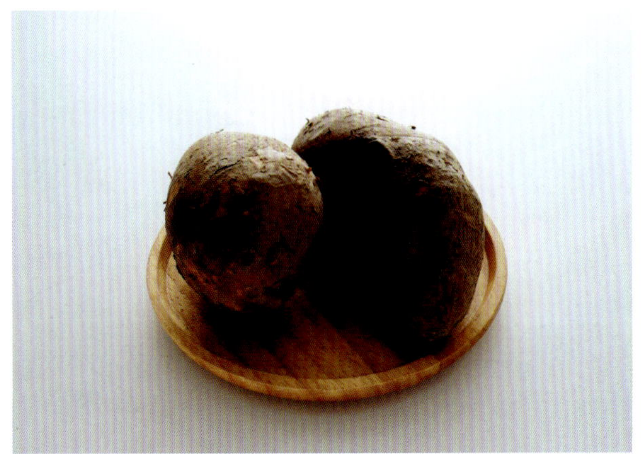

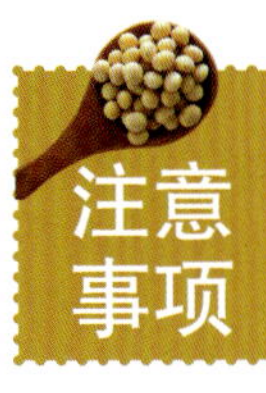

*山药萃取物具有抗氧化及抑制癌细胞生长的作用。短期的临床实验显示，停经后妇女服用山药三四周后，可提高抗氧化能力，并降低血脂的浓度。

*脾虚、腹胀者不宜服食。

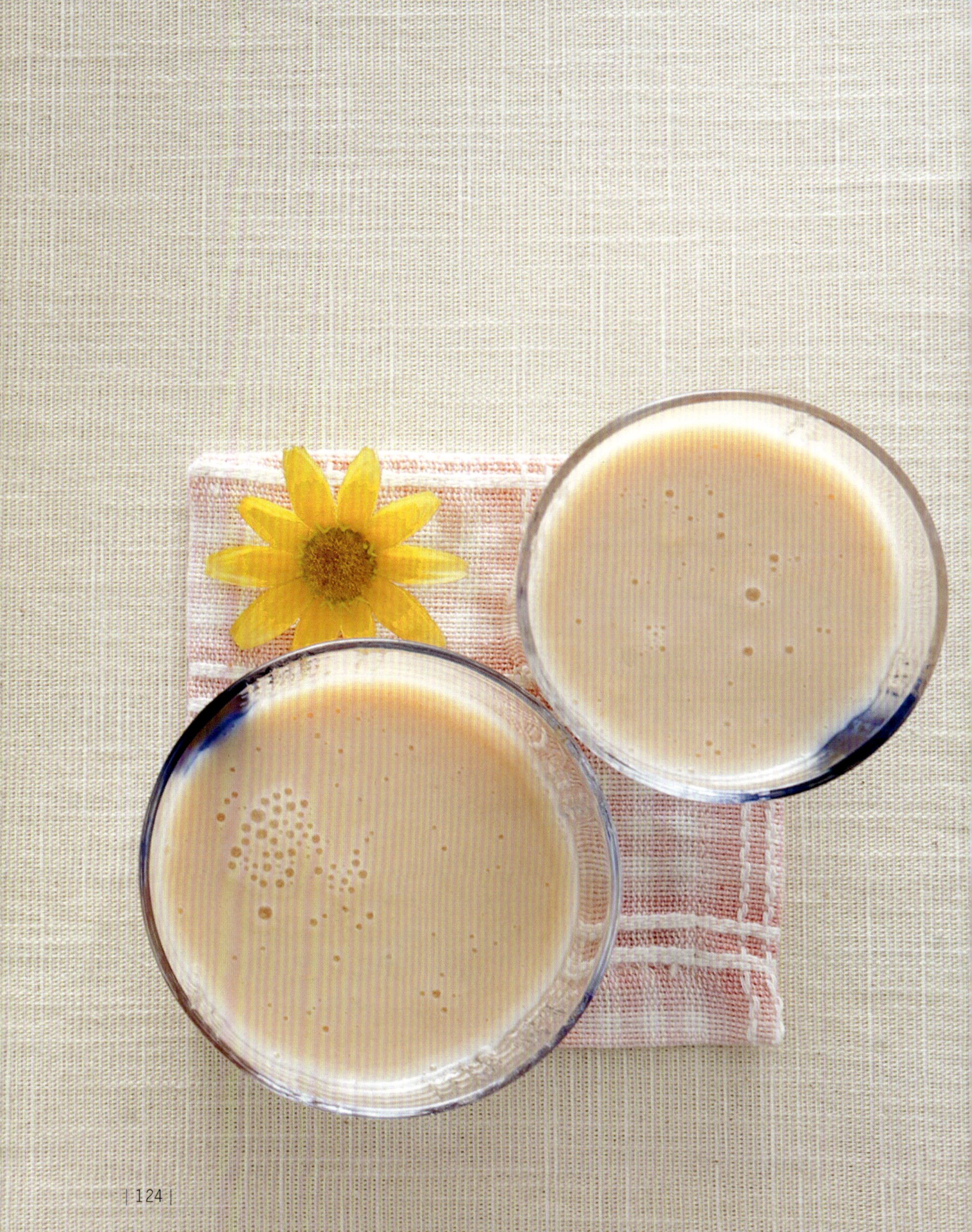

* 传统做法 *

材料

黄豆80克、红薯30克、山药30克、白米20克、小米20克

做法

1 黄豆洗净，用清水浸泡5小时；大米和小米洗净；山药和红薯洗净去皮，切成丁，再分别放入电饭锅内，煮熟。
2 将煮好的山药和红薯丁放入碗内，压成泥。
3 将黄豆以“1杯黄豆、2杯水”的比例放入搅拌机中，放入大米、小米、红薯泥、山药泥搅至最细（没有颗粒）。
4 以滤网滤去残渣，留下生豆浆。
5 将生豆浆倒入锅中，加入相同分量的开水，以木勺搅拌，大火煮开。
6 关火，勿搅拌，直至放凉。
7 捞去豆浆上的豆腐皮即可饮用。

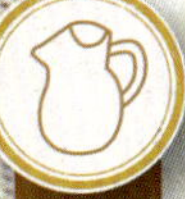

使用豆浆机

做法

1 黄豆、白米和小米洗净；山药和红薯洗净，去皮，切成丁。黄豆、小米、白米、山药丁、红薯丁倒入全自动豆浆机中。
2 加入水，至标准水位。
3 放上豆浆机机头，插上电源线，按下“五谷”操作键，待听到提示音后即可。可以直接饮用，或用滤网过滤后饮用。

改善围绝经期潮热 桂圆豆浆

功效

桂圆有安神补血、补养心脾的功效，对围绝经期心烦气躁、失眠多梦有辅助治疗作用，对于心脾虚损、心血不足所致的失眠、健忘、惊悸、眩晕等也有一定疗效。黄豆中的异黄酮有助于改善失眠、烦躁、潮热等症状。

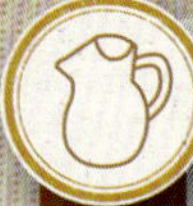

使用豆浆机

做法

1 将黄豆、糯米洗净。把黄豆、糯米、桂圆肉倒入全自动豆浆机中。
2 加入水，至标准水位。
3 放上豆浆机机头，插上电源线，按下“五谷”操作键，待听到提示音后即可，撒上枸杞子。可以直接饮用，或用滤网过滤后饮用。

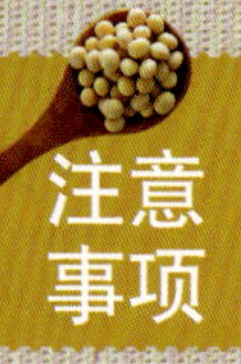

注意事项

*肝气郁结者忌食糯米。
*有上火、发炎者不宜食用桂圆，怀孕后不宜多食。

* 传统做法 *

材料

黄豆90克、桂圆肉20克、长糯米40克

做法

1 黄豆、长糯米洗净，用清水浸泡5小时。将长糯米放入电饭锅，煮熟。将桂圆肉洗净，沥干备用。

2 将黄豆以“1杯黄豆、2杯水”的比例放入搅拌机中，放入糯米及桂圆肉搅至最细（没有颗粒）。

3 以滤网滤去残渣，留下生豆浆。

4 将生豆浆倒入锅中，加入相同分量的开水，以木勺搅拌，大火煮开。

5 关火，勿搅拌，直至放凉。

6 捞去豆浆上的豆腐皮即可饮用。

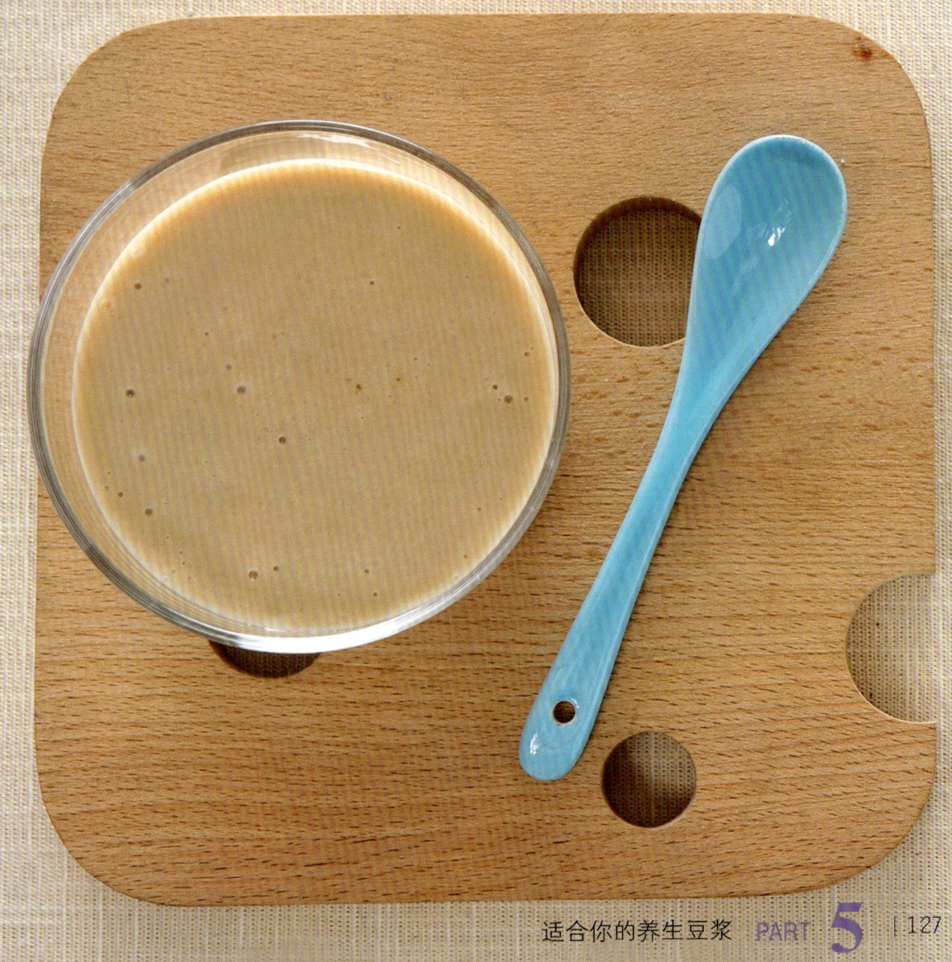

保护幼儿视力 胡萝卜豆浆

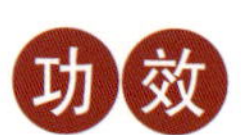

功效

缺乏维生素A，是易患呼吸系统疾病与消化道易感染的原因之一，而最能补充维生素A的当属胡萝卜。胡萝卜素可转化成维生素A，食胡萝卜能明目养神，增强抵抗力，预防呼吸系统疾病，辅助修复呼吸道黏膜，在呼吸道上形成保护膜，如此就可以有效隔离病原体对呼吸道黏膜的伤害。

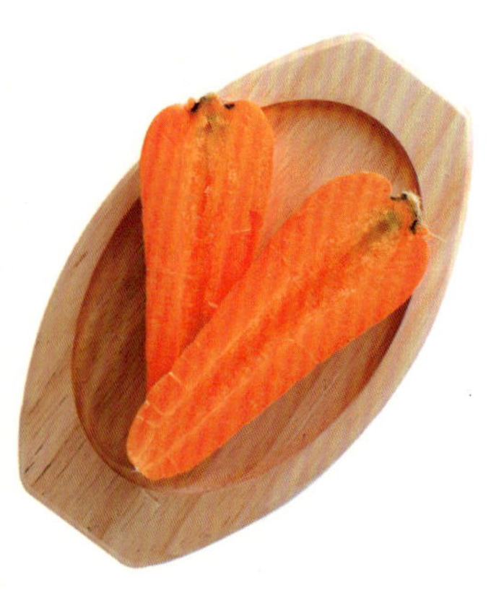

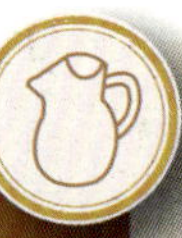

使用豆浆机

做法

1 黄豆洗净；胡萝卜洗净，去皮，切成丁。将黄豆、胡萝卜丁倒入全自动豆浆机中。

2 加入水，至标准水位。

3 放上豆浆机机头，插上电源线，按下“干豆”操作键，待听到提示音后即可。可以直接饮用，或用滤网过滤后饮用。

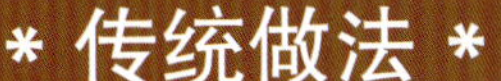

材料

黄豆80克、胡萝卜1/3根

做法

1 黄豆洗净，用清水浸泡5小时；胡萝卜洗净，去皮，切成块。
2 将黄豆以“1杯黄豆、1杯半水”的比例放入搅拌机中，放入胡萝卜块搅至最细（没有颗粒）。
3 以滤网滤去残渣，留下生豆浆。
4 将生豆浆倒入锅中，加入相同分量的开水，以木勺搅拌，大火煮开。
5 关火，勿搅拌，直至放凉。
6 捞去豆浆上的豆腐皮即可饮用。

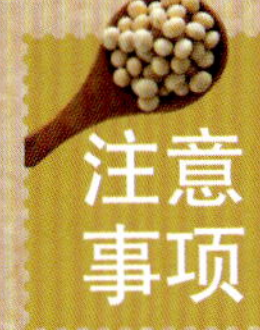

胡萝卜切碎后不宜水洗，以免水溶性物质流失。

缓解妊娠反应 银耳黑豆浆

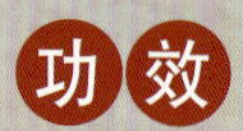

百合味甘、微苦，性平，具有宁心安神、润肺止咳的作用，适用于肺热咳嗽、咯血、暑热烦渴、精神官能症等。

银耳味甘、淡，性平，具有滋阴润肺、补气、益胃生津的功效，适用于肺虚咳嗽、咯血、心悸失眠、动脉硬化等。

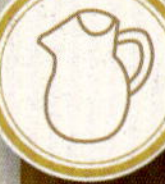

使用豆浆机

做法

1 黑豆洗净，百合和银耳用温水浸泡约1小时。黑豆、百合、银耳倒入全自动豆浆机中。

2 加入水，至标准水位。

3 放上豆浆机机头，插上电源线，按下“干豆”操作键，待听到提示音后即成，可以直接饮用或用滤网过滤后饮用。

* 传统做法 *

材料

黑豆80克、百合20克、银耳20克

做法

1 黑豆洗净，用清水浸泡5小时；百合和银耳用温水浸泡约1小时。
2 将黑豆以“1杯黑豆、1半杯水”的比例放入搅拌机中，放入百合和银耳搅至最细（没有颗粒）。
3 以滤网滤去残渣，留下生豆浆。
4 将生豆浆倒入锅中，加入相同分量的开水，以木勺搅拌，大火煮开。
5 关火，勿搅拌，直至放凉。
6 捞去豆浆上的豆腐皮即可饮用。

注意事项

从准备怀孕开始，吃营养丰富的食物对女性非常重要，比如银耳可以吃，但要煮得很烂才好。

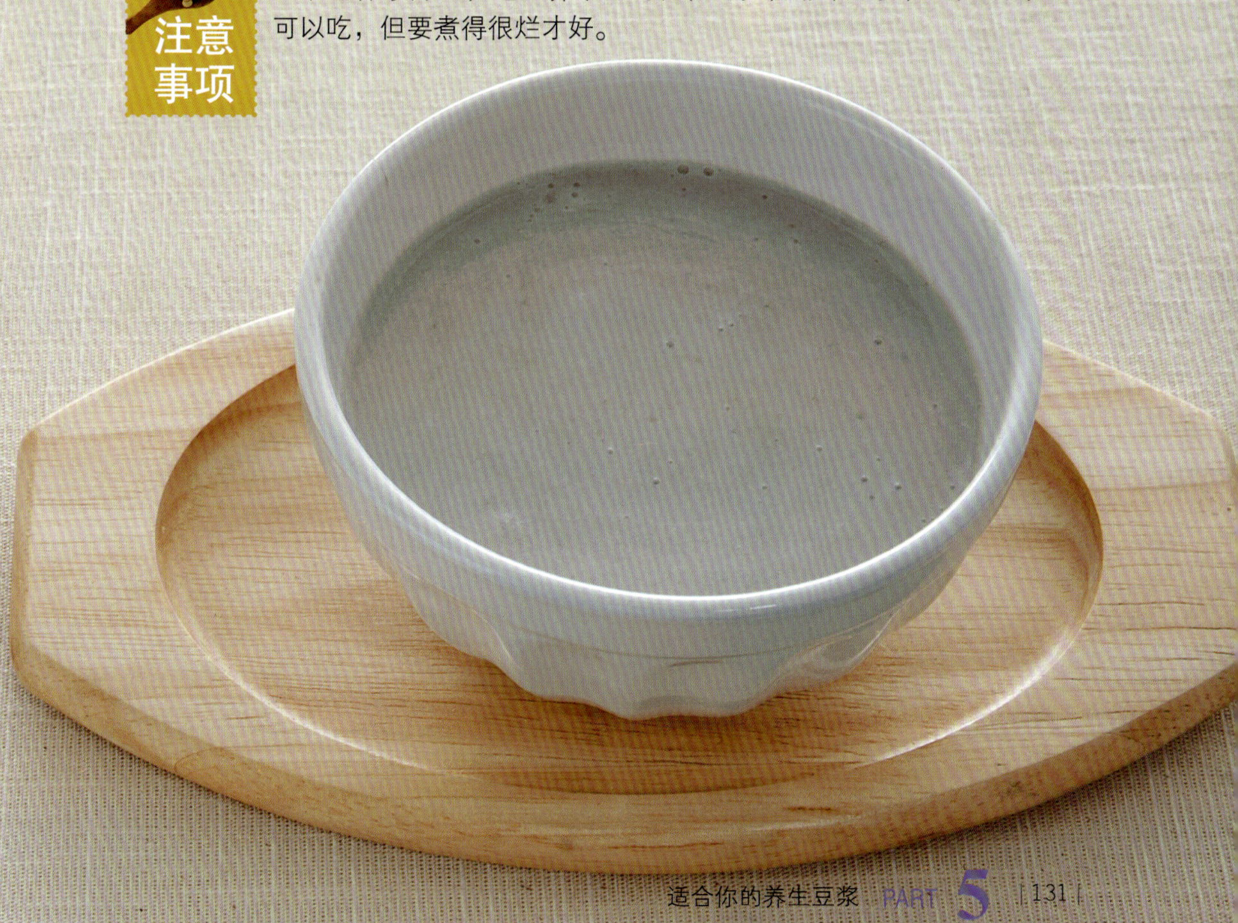

促进乳汁分泌 # 红枣豆浆

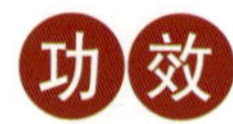

功效

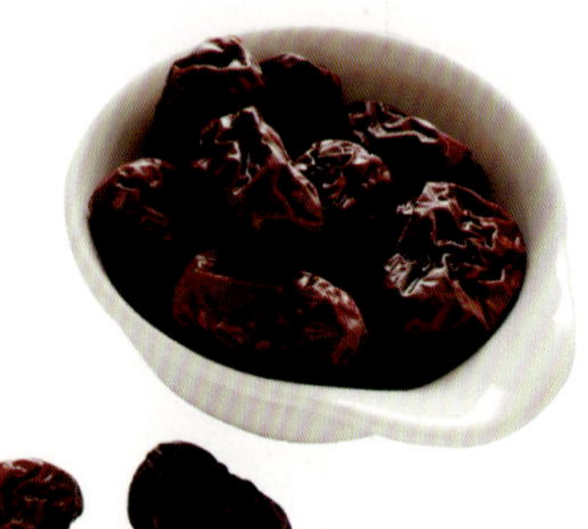

红枣可补中益气、养血养颜、安神、缓和药性、通乳，对乳汁分泌及产后体力恢复有效。同时，红枣有着浓郁的香气与一丝丝的甜味。

红豆有补血、利尿、催乳、消肿等效果，低血压或容易疲倦的人可以适当食用。就中医来说，红豆也是一种药材，具有健脾利水、解毒消肿的功效，可改善怀孕后期及产后出现的水肿现象。

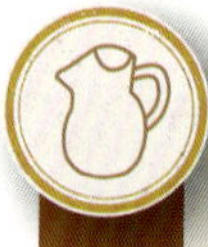

使用豆浆机

做法

1 黄豆、红豆洗净；红枣洗净，去核，切成块。将黄豆、红豆、红枣倒入全自动豆浆机中。
2 加入水，至标准水位。
3 放上豆浆机机头，插上电源线，按下“五谷”操作键，待听到提示音后即可，可以直接饮用，或用滤网过滤后饮用。

* 传统做法 *

材料

红豆50克、红枣5个、黄豆50克

做法

1 黄豆、红豆洗净，用清水浸泡5小时；将红豆放入电饭锅，煮熟；红枣洗净，去核，切成块备用。
2 将红豆以“1杯红豆、2杯水”的比例放入搅拌机中，搅至最细（没有颗粒）。
3 将黄豆以“1杯黄豆、1杯水”的比例放入搅拌机中，放入红枣搅至最细（没有颗粒）。
4 分别以滤网滤去残渣后，混合于一处，留下生豆浆。
5 将生豆浆倒入锅中，加入相同分量的开水，以木勺搅拌，大火煮开。
6 关火，放凉。
7 捞去豆浆上的豆腐皮即可饮用。

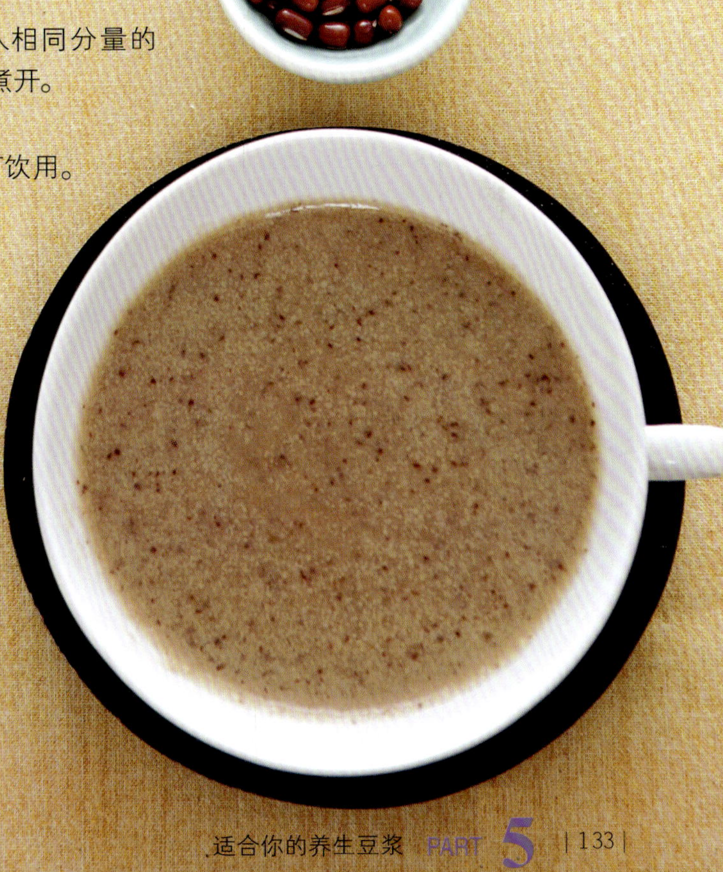

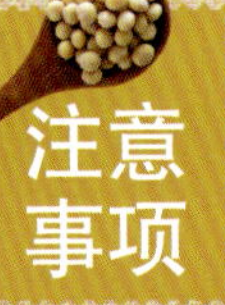

注意事项

吃退烧药时不宜喝这种豆浆，因为红枣含糖量高，容易形成不溶性的复合物，会影响药效。

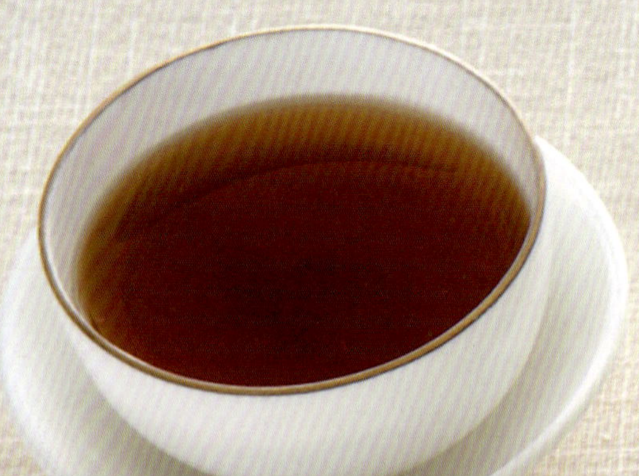

缓解月经不调 莲藕豆浆

功效

莲藕有缓解神经疲劳的功效，可辅助用于防治过度紧张、焦虑不安等引起的心神不定、失眠、眼睛疲劳等症状。围绝经期妇女出现月经不调、不定期出血或情绪不稳、坐立不安等时，可常吃。莲藕还有调节血压、改善末梢血液循环的功用，用于促进新陈代谢和防止皮肤粗糙。

雪梨生津润燥、清热化痰、养血生肌，可润肺、凉心、降火、解毒，对急性气管炎与上呼吸道感染有良效，并有降低血压与养阴清热的效果，对高血压病、肝炎、肝硬化有好处。

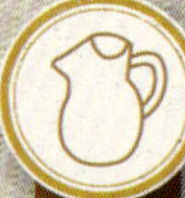

使用豆浆机

做法

1 黄豆洗净，用清水浸泡5小时；雪梨洗净，去核，切成小块；莲藕洗净，切成块。

2 将黄豆、莲藕块、雪梨块放入全自动豆浆机中。

3 加入水，至标准水位。

4 放上豆浆机机头，插上电源线，按下“干豆”操作键，待听到提示音后即可。可以直接饮用，或用滤网过滤后饮用。

* 传统做法 *

材料

黄豆150克、莲藕5节、雪梨80克

做法

1 黄豆洗净，用清水浸泡5小时；雪梨洗净，去核，切成小块；莲藕洗净，切成块。
2 将黄豆以“1杯黄豆、2杯水”的比例放入搅拌机中，放入莲藕块和雪梨块搅至最细（没有颗粒）。
3 以滤网滤去残渣，留下生豆浆。
4 将生豆浆倒入锅中，加入相同分量的开水，以木勺搅拌，大火煮开。
5 关火，勿搅拌，直至放凉。
6 捞去豆浆上的豆腐皮即可饮用。

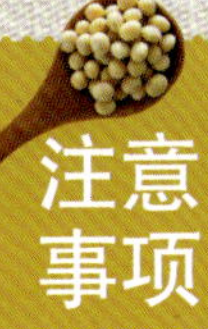

注意事项

*莲藕含有抗氧化的多酚类成分，禁与金属、铁器相遇，会起化学反应而变黑色，切时最好用非金属质地的刀具。
*妇女产后忌冷，唯不忌莲藕，因莲藕可消血瘀，但应等产后1～2周后再开始吃才较为恰当，不宜过早。
*莲藕要挑选外皮呈黄褐色，藕节较短而藕身较粗的，从藕尖算起第二节最好，此节肉肥厚而白；如果发黑或有异味，则不宜食用。

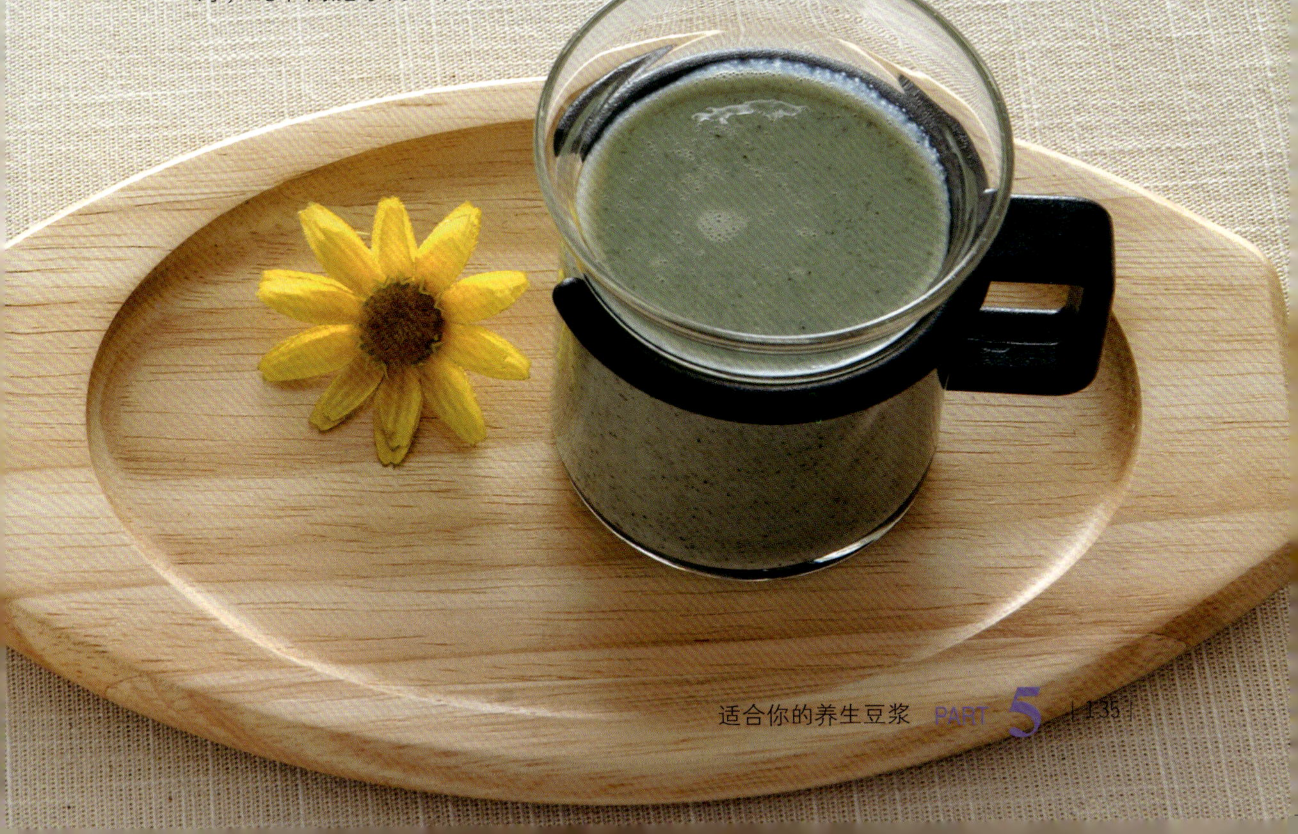

促进胎儿神经发育 小米豆浆

功效

小米味甘、咸，性凉，有补虚、养胃的功效，对准妈妈脾胃虚弱、体弱、气血不足者尤佳，而肠胃虚弱、食欲缺乏、便秘者，皆可以之调理。

豌豆富含叶酸，可提高中枢神经组织的功能，且能促进婴幼儿发育、增强免疫功能，有丰富的钙、蛋白质、纤维素等。

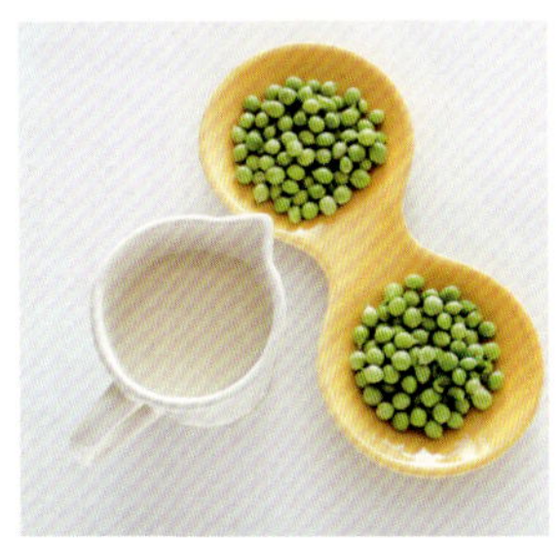

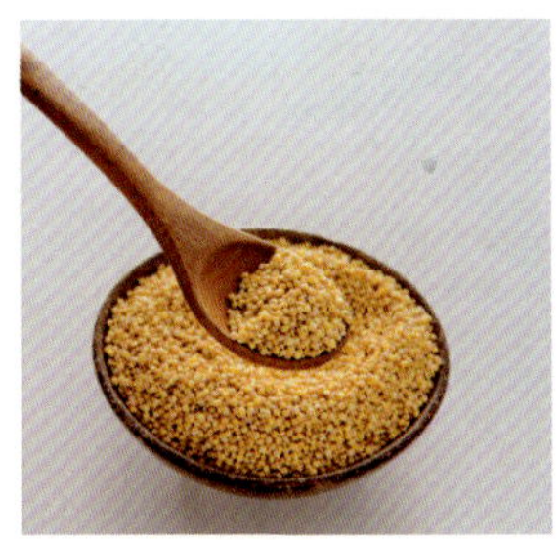

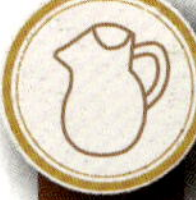

使用豆浆机

做法

1 黄豆、小米、豌豆洗净，放入全自动豆浆机中。
2 加入水，至标准水位。
3 放上豆浆机机头，插上电源线，按下“五谷”操作键，待听到提示音后即可。可以直接饮用，或用滤网过滤后饮用。

* 传统做法 *

材料

黄豆90克、小米30克、豌豆30克

做法

1 黄豆洗净，用清水浸泡5小时；将小米洗净泡水，再放入电饭锅，煮熟；豌豆洗净，备用。

2 将黄豆以“1杯黄豆、2杯水”的比例放入搅拌机中，放入小米、豌豆，搅至最细（没有颗粒）。

3 以滤网滤去残渣，留下生豆浆。

4 将生豆浆倒入锅中，加入相同分量的开水，以木勺搅拌，大火煮开。

5 关火，勿搅拌，直至放凉。

6 捞去豆浆上的豆腐皮即可饮用。

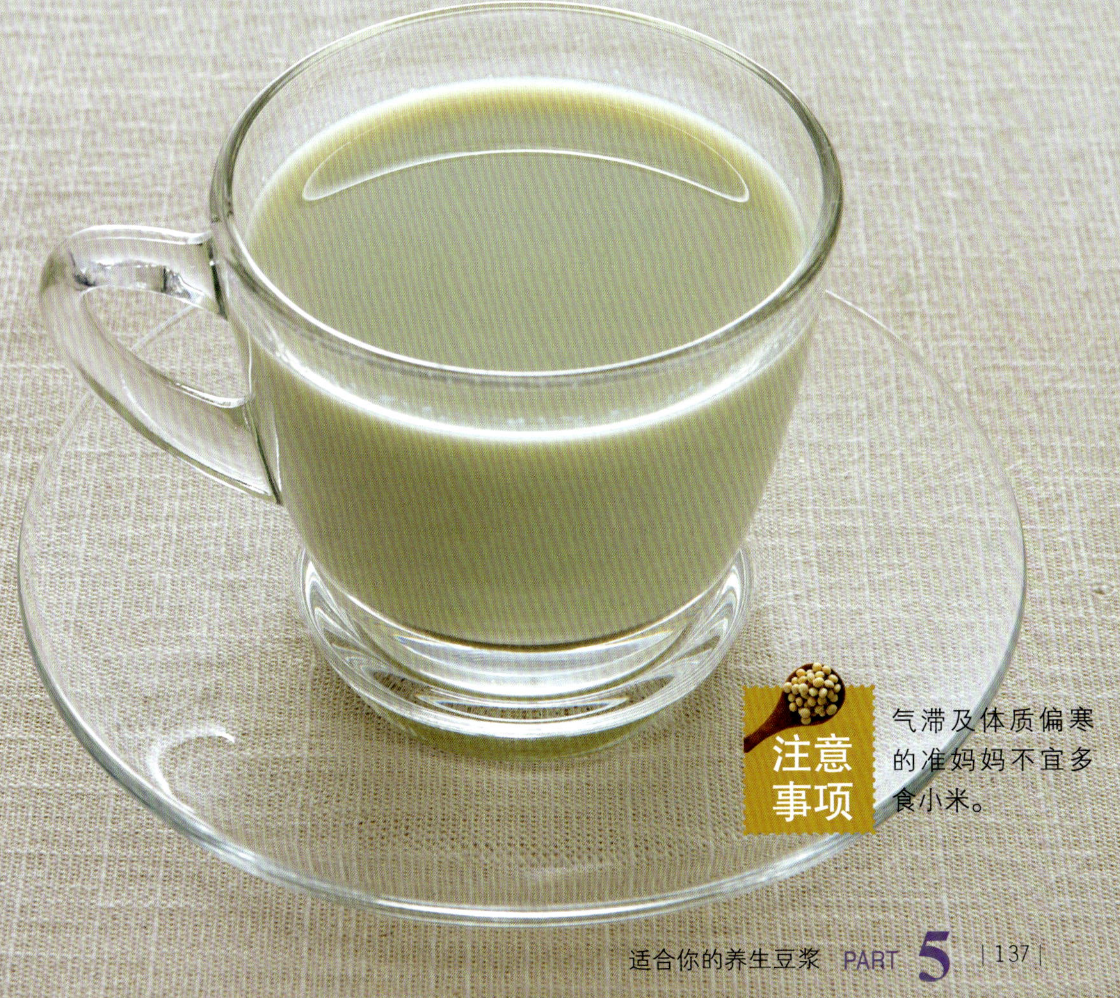

注意事项 气滞及体质偏寒的准妈妈不宜多食小米。

补充幼儿营养 芝麻豆浆

功效

本品可增强免疫力，促进伤口愈合。

芝麻润肠通便，益脑填髓，可增强记忆力，并可活血养颜，改善肤质。

燕麦含有β-葡聚糖，这种可溶性物质具有抗菌、抗氧化、提高免疫力、调节病后体弱、降低血胆固醇、调节肠道菌群及血糖等保健功能；燕麦所含的丰富的维生素及叶酸，可改善血液循环，有利于胎儿生长发育；它所含的矿物质可促进伤口愈合，预防贫血及骨质疏松症。

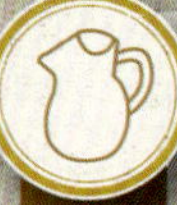

使用豆浆机

做法

1 将黑豆洗净；燕麦和熟芝麻捣碎。将黑豆、燕麦、熟芝麻放入全自动豆浆机中。

2 加入水，至标准水位。

3 放上豆浆机机头，插上电源线，按下“五谷”操作键，待听到提示音后即可。可以直接饮用，或用滤网过滤后饮用。

* 传统做法 *

材料

黑豆80克、燕麦30克、熟芝麻20克

做法

1 黑豆洗净，用清水浸泡5小时；燕麦和熟芝麻捣碎。
2 将黑豆以“1杯黑豆、1杯半水”的比例放入搅拌机中，放入燕麦和熟芝麻，搅至最细（没有颗粒）。
3 以滤网滤去残渣，留下生豆浆。
4 将生豆浆倒入锅中，加入相同分量的开水，以木勺搅拌，大火煮开。
5 关火，勿搅拌，直至放凉。
6 捞去豆浆上的豆腐皮即可饮用。

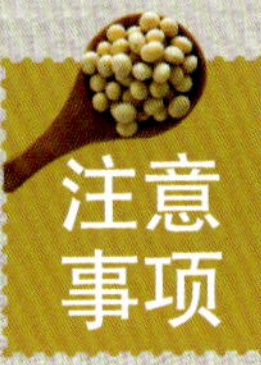

注意事项 脾虚患者不宜食用芝麻。

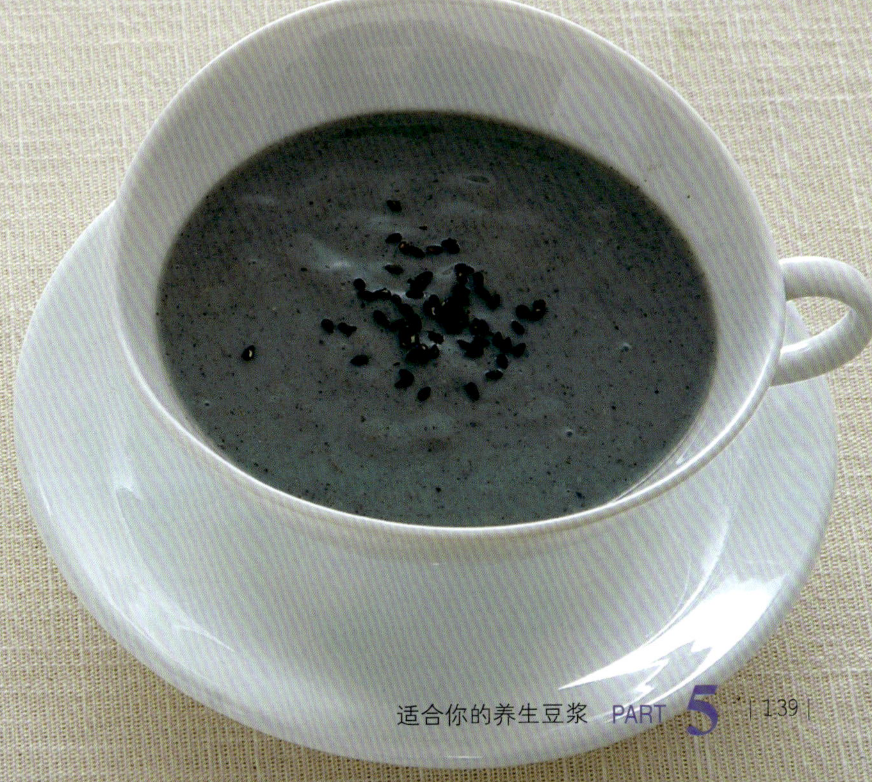

改善老年体虚乏力 五豆豆浆

功效

本品富含多种营养成分，长期饮用能降低血胆固醇，对高血压病、高脂血症、冠状动脉粥样硬化性心脏病、动脉硬化、糖尿病等有一定的食疗作用，还有平补肝肾、防老抗癌、增强免疫力等作用，非常适合中老年人饮用。

黑豆能软化血管、滋润皮肤、延缓衰老，并能滋补肾阴，改善老年人体虚乏力的状况。

花生能降低血脂，保护心血管。

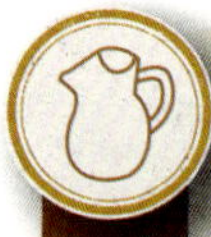

使用豆浆机

做法

1 将黑豆、黄豆、青豆、豌豆洗净，花生去壳捣碎，所有材料放入全自动豆浆机中。

2 加入水，至标准水位。

3 放上豆浆机机头，插上电源线，按下“干豆”操作键，待听到提示音后即可。可以直接饮用，或用滤网过滤后饮用。

* 传统做法 *

材料

黄豆80克、黑豆50克、青豆20克、豌豆20克、花生20克

做法

1 黑豆、黄豆洗净，用清水浸泡5小时；青豆、豌豆洗净；花生去壳，捣碎。

2 将黑豆以“1杯黑豆、1杯水”的比例放入搅拌机中，搅至最细，直至没有颗粒。

3 将黄豆以“1杯黄豆、2杯水”的比例放入搅拌机中，放入花生、青豆、豌豆，搅至最细（没有颗粒）。

4 以滤网滤去残渣，留下生豆浆。

5 将两种生豆浆一起倒入锅中，加入相同分量的开水，以木勺搅拌，大火煮开。

6 关火，勿搅拌，直至放凉。

7 捞去豆浆上的豆腐皮即可饮用。

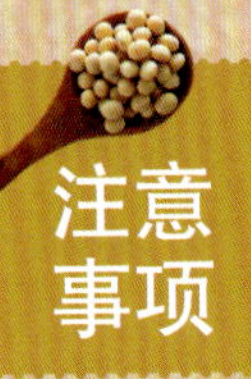

注意事项

*黄豆、黑豆先在冰箱冷冻1小时左右，可大大缩短浸泡时间。

*花生不宜去红衣，因为“花生衣”有促进骨髓制造血的功能，还有加强毛细血管收缩及调节凝血因子的作用，营养价值颇高。

预防老年动脉硬化 豌豆绿豆浆

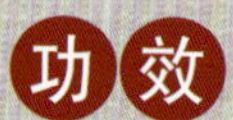

功效

豌豆中含有胆碱、蛋氨酸，有助于防止动脉硬化，预防老年人易患的心血管疾病。

绿豆含有植物性的固醇类物质，有可能减少肠道对胆固醇的吸收。

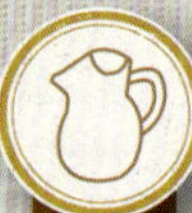

使用豆浆机

做法

1 将绿豆、豌豆、白米洗净，放入全自动豆浆机中。
2 加入水，至标准水位。
3 放上豆浆机机头，插上电源线，按下“五谷”操作键，待听到提示音后即可。可以直接饮用，或用滤网过滤后饮用。

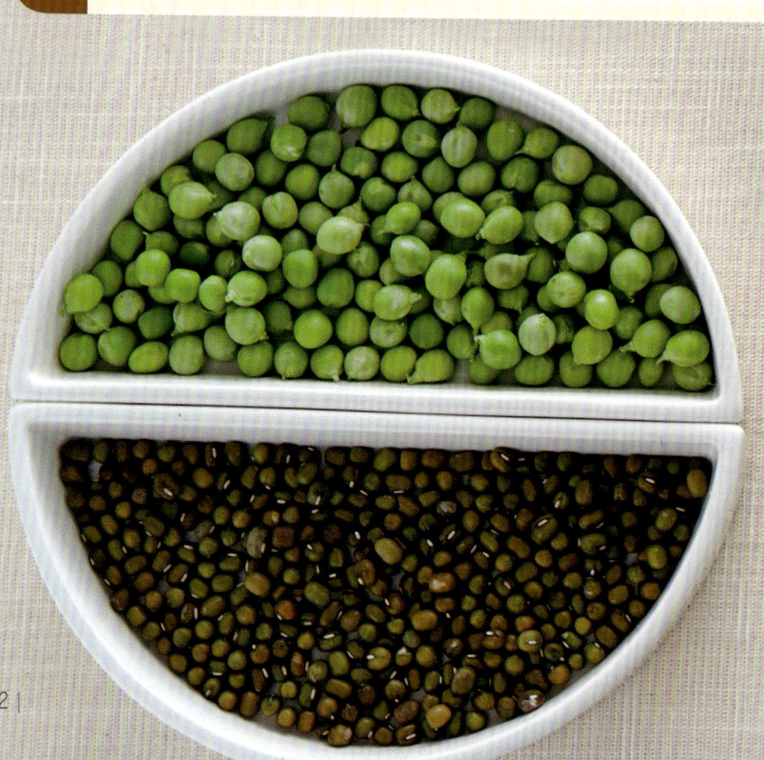

* 传统做法 *

材料

绿豆90克、豌豆20克、白米30克

做法

1 绿豆洗净，用清水浸泡5小时，放入电饭锅，煮熟。豌豆、白米洗净。
2 白米放入电饭锅，煮熟，备用。
3 将绿豆以“1杯绿豆、2杯水”的比例放入搅拌机中， 放入豌豆、大米，搅至最细（没有颗粒）。
4 以滤网滤去残渣，留下生豆浆。
5 将生豆浆倒入锅中，加入相同分量的开水，以木勺搅拌，大火煮开。
6 关火，勿搅拌，直至放凉。
7 捞去豆浆上的豆腐皮即可饮用。

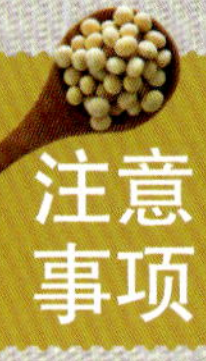

注意事项

* 白米和豆类搭配，有利于蛋白质的互补和吸收，豌豆和绿豆中的赖氨酸可弥补白米的不足。
* 豌豆易使人腹胀，消化不良者忌饮这款豆浆，糖尿病患者也要慎饮。

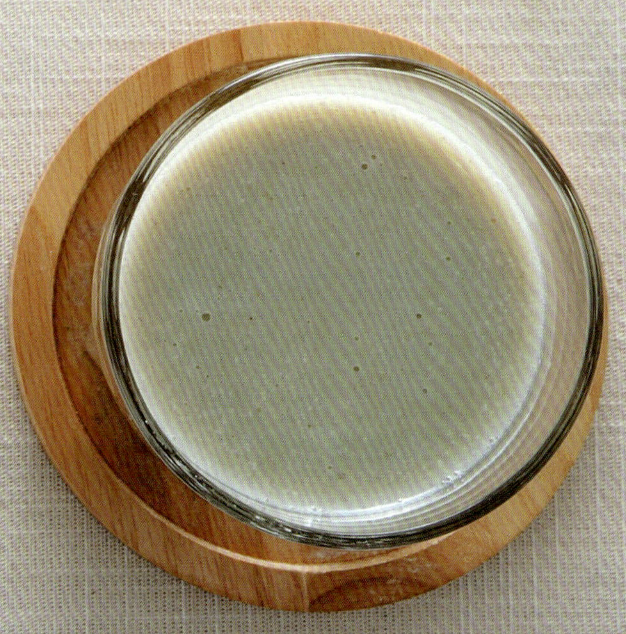

抑制老年血糖升高 燕麦豆浆

功效

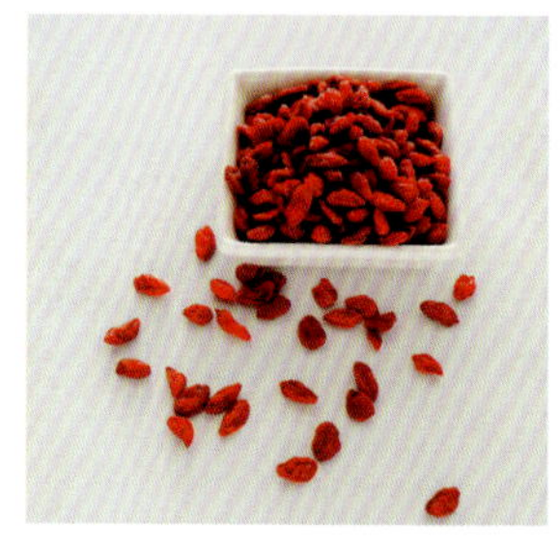

燕麦是一种性质非常平和的食物，适合所有人食用，对护肝、养胃、健脾有良好的作用，还能帮“三高”（高血压、高血脂、高血糖）的老人抑制血糖升高。

山药含碳水化合物多，味略甜，性平，不燥，能补肺、健脾肾、除湿，适合春季护肝的养生需要。当春季湿气重时，就非常适合喝山药豆浆。

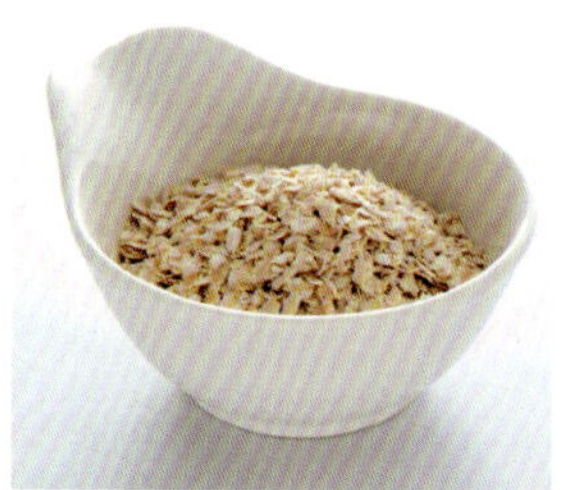

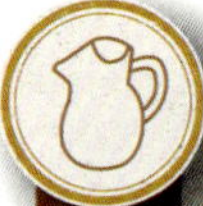

使用豆浆机

做法

1 黄豆洗净；枸杞子洗净，放入温水泡软；山药洗净，去皮切成丁。

2 将黄豆、山药、燕麦放入全自动豆浆机中。

3 加入水，至标准水位。

4 放上豆浆机机头，插上电源线，按下“干豆”操作键，待听到提示音后即可。撒上枸杞子，可以直接饮用，或用滤网过滤后撒上枸杞子再饮用。

* 传统做法 *

材料

黄豆80克、燕麦20克、枸杞子10克、山药20克

做法

1 黄豆洗净，用清水浸泡5小时；枸杞子洗净，用温水泡软。

2 山药洗净，去皮，切成丁，放入电饭锅内，蒸熟，放入碗内，压成泥。

3 将黄豆以“1杯黄豆、2杯水”的比例放入搅拌机中，放入山药泥和燕麦，搅至最细（没有颗粒）。

4 以滤网滤去残渣，留下生豆浆。

5 将生豆浆倒入锅中，加入相同分量的开水，以木勺搅拌，大火煮开。

6 放入枸杞子，立即关火，勿搅拌，直至放凉。

7 捞去豆浆上的豆腐皮即可饮用。

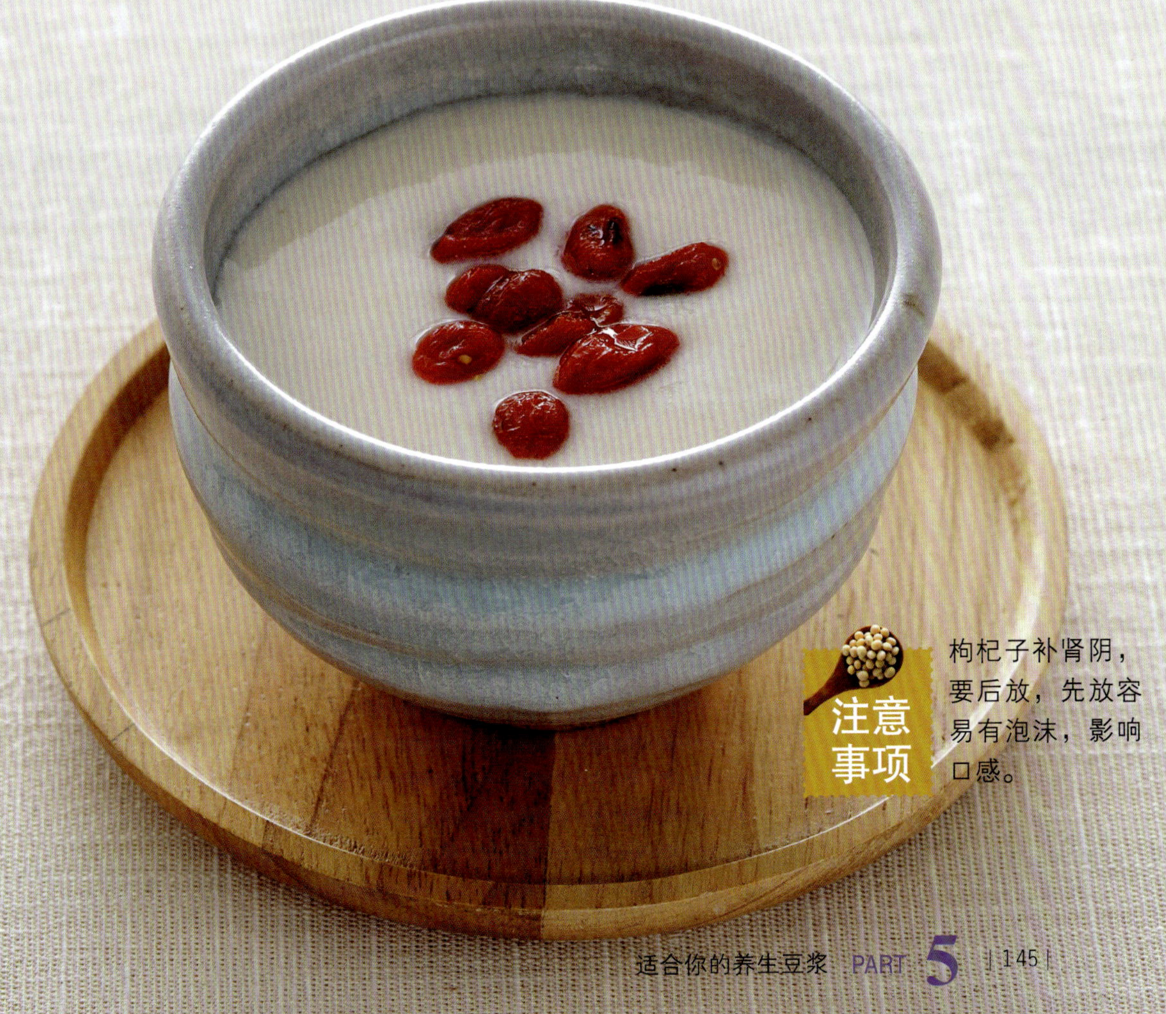

注意事项

枸杞子补肾阴，要后放，先放容易有泡沫，影响口感。

好朋友来抗焦躁 红枣豆浆

功效

燕麦含有维生素E，可促进卵巢发育，有利于雌激素分泌，也可减少高血压病、糖尿病及心脏疾病的发生。

红枣素有“综合维生素”的美称，富含维生素C和胡萝卜素，有补血、健脾、养胃、保肝及安神的作用，能强身健体。

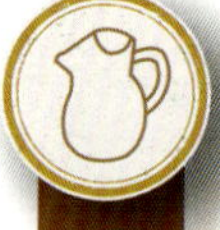

使用豆浆机

做法

1 黄豆洗净，用清水浸泡5小时；红枣洗净，用清水浸泡约半小时，去核，切成块。

2 将黄豆、燕麦片、红枣放入全自动豆浆机中。

3 加入水，至标准水位。

4 放上豆浆机机头，插上电源线，按下“五谷”操作键，待听到提示音后即可。撒上枸杞子后，可以直接饮用，或用滤网过滤后撒上枸杞子再饮用。

* 传统做法 *

材料

黄豆120克、燕麦片30克、红枣5个

做法

1 黄豆洗净，用清水浸泡5小时；红枣洗净，用清水泡约半小时，去核，切成块。
2 将黄豆以“1杯黄豆、1杯半水”的比例放入搅拌机中，放入红枣、燕麦片，搅至最细（没有颗粒）。
3 以滤网滤去残渣，留下生豆浆。
4 将生豆浆倒入锅中，加入相同分量的开水，以木勺搅拌，大火煮开。
5 关火，勿搅拌，直至放凉。
6 捞去豆浆上的豆腐皮即可饮用。

注意事项

如果想让不放糖的豆浆也有浓郁的香甜口感，加红枣是个好方法！

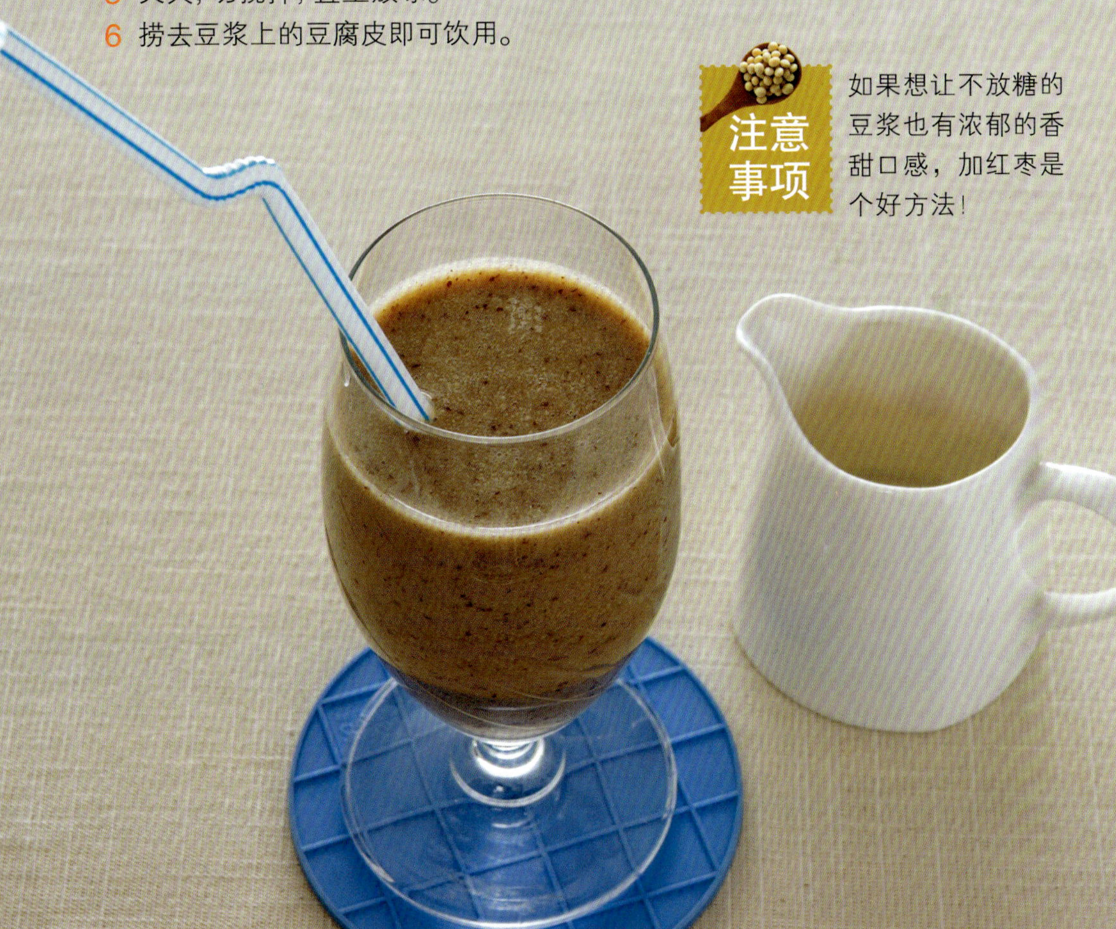

国内知名豆浆机品牌一览

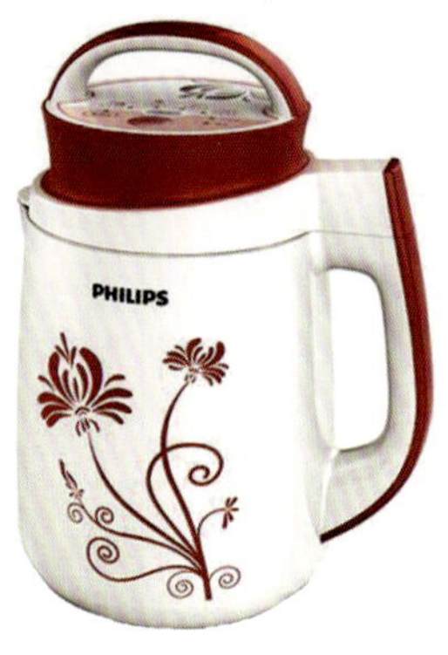

飞利浦

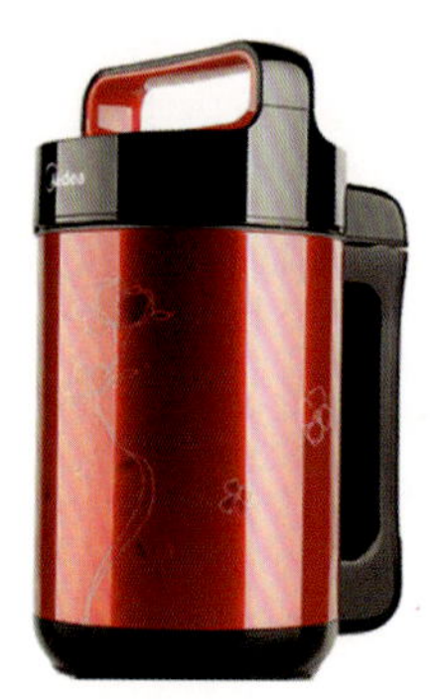

美的

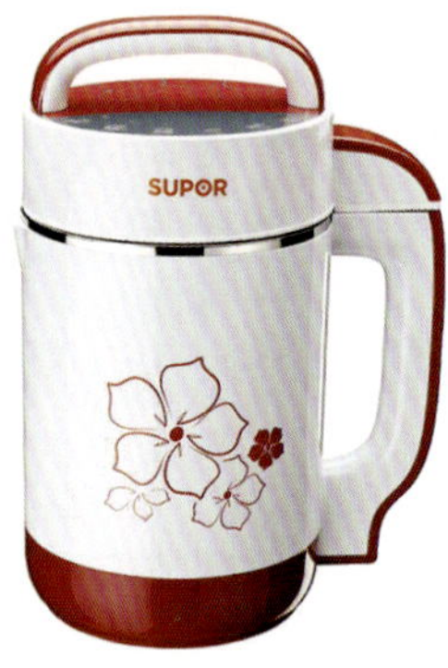

苏泊尔

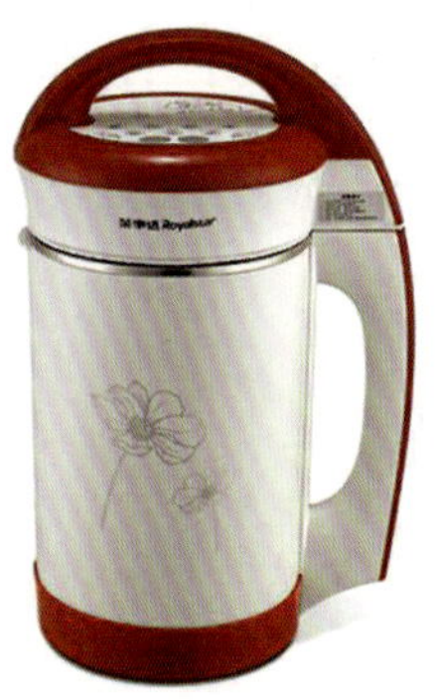

荣事达

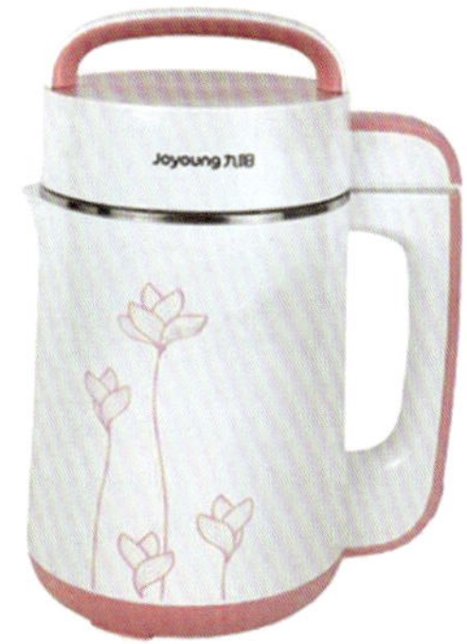

九阳

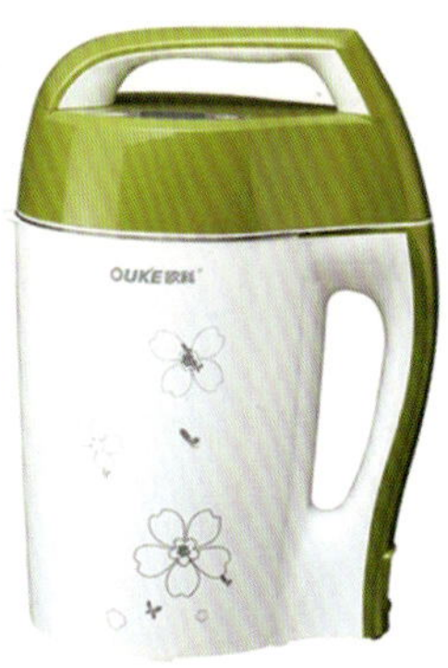

欧科

图书在版编目（CIP）数据

让豆浆机成为你的药房 / 养沛文化编辑部著. -- 杭州 : 浙江科学技术出版社，2014.10
ISBN 978-7-5341-6224-4

Ⅰ. ①让… Ⅱ. ①养… Ⅲ. ①豆制食品—饮料—制作 Ⅳ. ①TS214.2

中国版本图书馆CIP数据核字(2014)第195736号

著作权合同登记号　图字：11-2014-110号

本书通过四川一览文化传播广告有限公司代理，经雅书堂文化事业有限公司授权出版中文简体字版

书　　名　让豆浆机成为你的药房
著　　者　养沛文化编辑部

出版发行　浙江科学技术出版社
杭州市体育场路347号　邮政编码：310006
联系电话：0571-85062601

排　　版　烟雨
印　　刷　北京和谐彩色印刷有限公司
经　　销　全国各地新华书店

开　　本　787×1000　1/16　　印　张　9.5
字　　数　100 000
版　　次　2014年10月第1版　　2014年10月第1次印刷
书　　号　ISBN 978-7-5341-6224-4　　定　价　32.00元

责任编辑　刘　丹　李骁睿
责任校对　王　群　　　　责任印务　徐忠雷

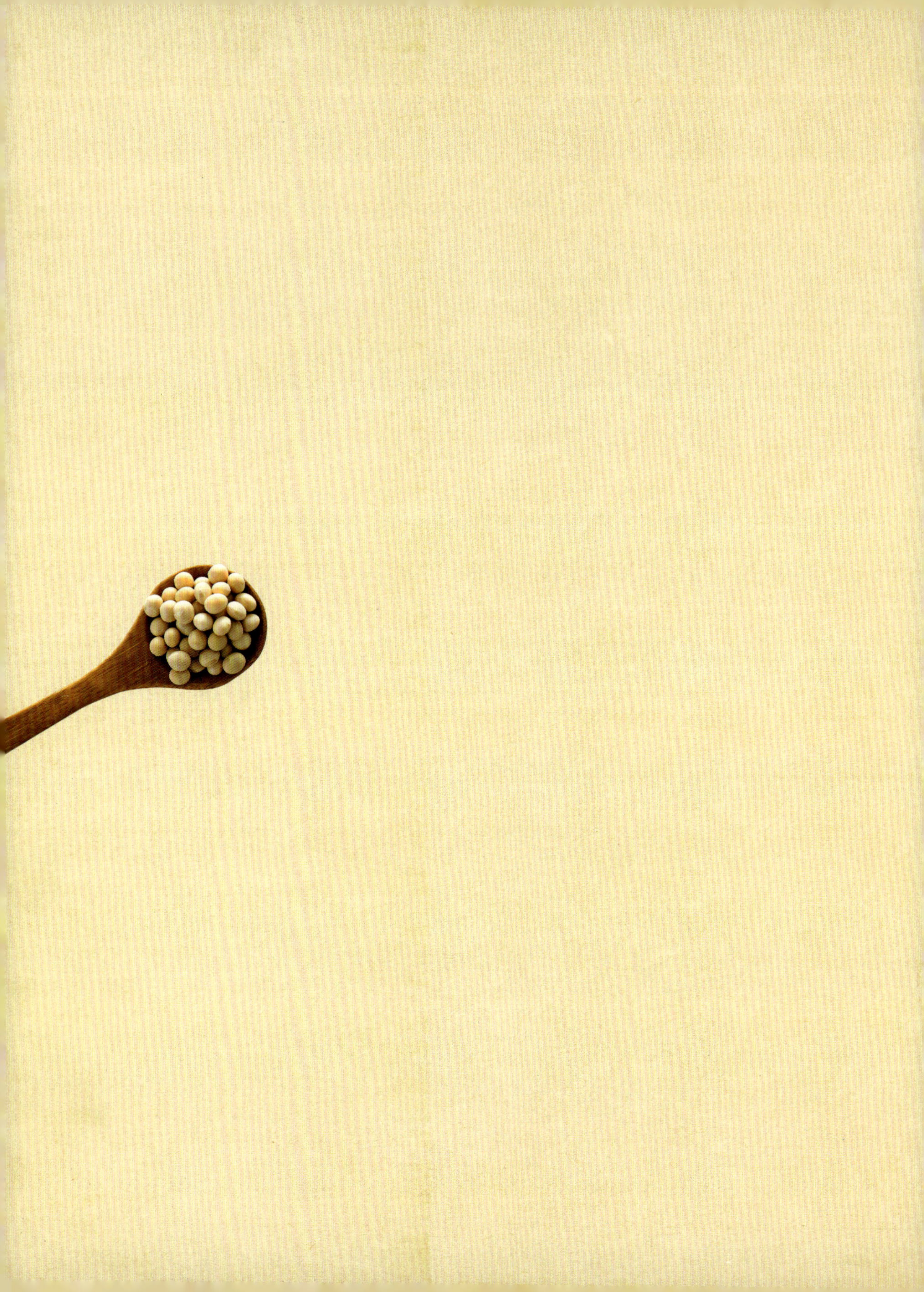